Parkinson's Treatment: 10 Secrets to a Happier Life
パーキンソン病とともに生きる
－幸福のための１０の秘密－

マイケル・Ｓ・オークン　著

大山　彦光　訳

* * *

目次:

＊＊＊

序言

最近のパーキンソン病の推定人数は、驚くほどだ。もしこれが正確であるならば、私たちは世界的流行の最先端の上にいると今すぐ気づくべきである。世界のほとんどの人口密集国で、パーキンソン患者の数は2030年までに、なんと、約3000万人へと倍増すると考えられている。この統計値の増加は信じられないかもしれないが事実だ。そしてこれは高齢化によって加速する。加齢は、パーキンソン病発症の基盤となる、避けられない、明白な危険因子である。平均余命は伸びているのでパーキンソン病で悩まされる人数も増加するのだ。いいかえるならば、皆が100歳まで生きるならば、全員パーキンソン病になってしまい、それはもう世界的な危機である。

全米パーキンソン財団のナショナルメディカルディレクターとして世界を旅する際に、私は何万ものパーキンソン病患者、家族と友人に会った。彼らが思っている最も頻度が高い質問は、「人生と生活をより良くするために何ができますか?」である。私は、世界中のパーキンソンの患者と家族が共有したいという欲求を満たす助けとなるようこの本を書いた。また、そういった気持ちから、皆さんがパーキンソン病とともにより希望と幸福に満ちた人生をおくるための秘結について書かれた言葉をみいだせるように、私たちと以前働いたフェローや同僚のネットワークを通じてこの本をできるだけ多くの言語に翻訳した。

* * *

「あなたは、パーキンソン病です」という言葉は、毎年、世界中で 50,000 人の心を突き刺し、夢を奪う。診断のショックが落ち着いた後は、新たな言葉が患者の考えを支配する。「治る病気なのだろうか？」現時点では、答えは「ノー」である。こうして新たに診断された患者は無意識に混沌とした、不安定な道の上に立たされてしまう。

魯迅は、死と人類について考えた、19-20 世紀の傑出した中国人作家で、「希望は本来、有というものでもなく、無というものでもない。これこそ地上の道のように、初めから道があるのではないが、歩く人が多くなると初めて道が出来る」と書いた。[1] このように、各世代のパーキンソン病の患者がこの長い道を築いたのだ。たまたま通りかかった人が、このパーキンソン病の道を通る人々と出会って道をのばすこともある。病気がない他の人が、いろいろな理由でパーキンソン病の道の旅行者と共に旅をすることを選ぶこともある。この「他の人」こそが、道の終りに到達するための燃料となる希望と光を提供するのだろう。

何千人ものパーキンソン病患者の話を聞いて、私は深く感化された。彼らの豊かな経験は、治癒へ向うのに必要なモチベーションとなる。このようなわけで、私たちがすでに聞いた話と同様にいまだに知られていない話も重要なのだ。この本は、パーキンソン病患者のための、より幸福で有意義な人生への道を描く助けとなる最も重要な話を集めてエッセンスを抽出した。この本を通じて、病気の対症療法において、よく出くわす「当たり」と「はずれ」について検討する。理論と科学、またそれぞれの背景にある経験を理解することは、患者、介護者、家族の知識ベースを大いに強化する。知識の点と点を結び、パーキンソン病に関するミステリーを解き明か

すことで、希望と幸福への秘密の通路をみつけることができるだろう。

私が患者とその家族をはじめて診るたびに、私はテレビアニメ「おさるのジョージ」ばりの細目と長いため息で迎えられる。この展開は、私が駆け出しのころに、パーキンソン病研究のためにマイケル・J・フォックス財団を訪問しにニューヨークへ旅行したときのことを、鮮明に思い出させる。私は財団の研究費の最初の受賞者の1人であった。夕食会のテーブルについたとき、カリフォルニア大学ロサンゼルス校からきた男性が彼の友人にささやいた。「彼がオクンかい？」）私は、てっきり私よりずっと年上なのだと思った。よく患者の配偶者が同じようなセリフを口にしているのを耳にする。私がこういった言葉に腹を立てていると思う方もいるかもしれないが、正直なところ、私はそういう言葉を聞くのが好きなのだ。なぜならば、それは、大事な患者と重要な家族との旅の始まりの標識となるからである。それは、より幸福で有意義な人生がある目的地にたどり着くための希望の光への着火装置になったことの印なのだ。長年にわたり、私はそれぞれの患者ともに成長した。彼らの旅は私の旅である。

私が父から学んだことに、人生における決定的な瞬間を感知する能力であった。スティーブ・ジョブズは、かつて、彼のチームに「ここにいる誰もが、今この瞬間、私たちが将来に影響を及ぼしていると感じている」と言った。同じように、私は、初めて患者をみるときは、それが自分の就職の面接だと思っている。つまり、多くの人生を決める旅の「ガイド」役という職業に応募しているのである。私は個人の些細なことや家族関係を共有し、そして、私は親友として、そして、高レベルな「顧問」として信用される。診察室にきた全員に、すぐに、連絡先の全て、電子メール、ボイスメール、ホームページアドレスを渡している。これは、自分の言葉がいかに重要か、急激に気づかされたからだ。

旅に出かけるときはいつも、ジョン・スタインベック（アメリカのノーベル賞作家）の言葉を思い出す。「旅とは結婚と同じようなものであり、コントロールしようとするのは間違いなのである」[2] あなたがどれだけ計画しても、あなたがどれだけ蓄えても、あなたがどれだけ注意深くても、あなたがどれだけ価値がある人間でも、それでも、あなたは私の診察室で、パーキンソン病と診断されるかもしれないのだ。

私は、気づけばいつも、患者中心の治療における希望を埋めるための核心的な哲学的疑問を自問自答している。応急処置的な治療を全くしないで、現実的に楽観的な希望を提供することができるだろうか？私は、それが可能であると信じている。私は、それがあなたのコア・バリューを発展させ、あなたの信念を育てると信じている。あなたがコア・バリューを発展させるならば、それは希望を育む種を捲いていることになる。マハトマ・ガンジーは、私たちに「信仰はつかむものではない、それは心の中に育てるものである」と教えてくれた。[3]

「あなたはの病気は、パーキンソン病です」と伝える瞬間は決定的な瞬間だ。その瞬間から、宣告された人とその家族からパーキンソン病から守ることが、私たちの共通するミッション使命となる。私たちは、人は病気によってではなく、コア・バリューによって、定義されると患者に教えなければならない。

私は、世界中を旅行して、パーキンソン病に影響を受けた患者と家族に講演をしてまわる素晴らしい恩恵に与った。毎日新しい挑戦や新しい障害に取り組む人々の、話、悲劇、勇気に心を打たれ、感動した。2006 年以来、全米パーキンソン財団（NPF）の「ドクターに聞こう」というインターネット上の無料の国際公開討論で、10,000 個以上の質問に答える機会に恵まれた。この公開討論を引き継ぐように依頼があり、NPF　全米医学ディレクターとして署名をしたとき、この経験

がどれだけ私を変えるのか覚悟ができていなかった。私がこの旅で出会った患者と家族によって、私の慢性神経疾患への理解は、より深い高度なものとなっていった。

私の人生で最も「屈辱的な」経験は、パーキンソン病と慢性神経疾患で苦しむ患者とその家族とともに苦しんで過ごした時間であった。私が、自らも、インターネット公開討論でも、何度も「屈辱的な」という言葉を使うのは、私たちが人々の人生を変える単純で改善可能な問題を見つけたからである。それは、一部の患者では、再び歩くことを意味し、またある者にとっては声を回復することを意味し、そして多くの人にとって、彼らの夢を覆い隠し、未来の幸福を奪った、うつ、不安、絶望という暗雲を晴らすことになった。

パーキンソン病と慢性神経疾患の患者が直面する問題のほとんどは、多くの専門家にとっては当たり前であるが、多くの患者と家族は、いくつかの簡単な秘密も知らないままであることを私は確信していた。これらの秘密は、知りさえすれば、人生を変えることができる。これらの秘密は、完全に受け入れられれば、何百万人もの人々に、世界的な希望、より良い人生と、より有意義な生活を提供することができる。

この本の目的は、希望と幸福な人生のための10の秘密を、パーキンソン病と慢性神経疾患によって影響をうけた全ての人々と共有することである。ちょうど本を書き始めていたとき、私はテレビ解説者モール・コンドラックと夕食を共にした。彼は、尊敬すべきジャーナリストとして37年を過ごし、ベルトウェイ・ボイズ、マクラフリン・レポート、ロール・コールなど重要な政治シンクタンクへの主な寄付者でもある。モールの妻は、NIHとエモリー大学で私のメンターとその同僚による治療を受けた。モールは、パーキンソン病のより多くの研究、よりよい治療のための組織作り、宣伝において、率直かつ重要な人物の1人となった。皮肉にも、彼の妻ミリーは、パーキンソン病のようにみえたが、実際には違う慢性

神経疾患があることがわかった。モールの話から、小さい秘密であっても共有することで、パーキンソン病を越えて広げることができ、そして、治療の秘密が慢性神経性障害をもつ全ての人にうまく行きわたるようにしなければいけないと、私は信じるようになった。私は、彼のアドバイスを守るために、最善を尽くしてきた。

この本の各章では、1つずつ重要な秘密を明らかにして、その背後にある、見識、理論、経験と科学を解説する。その上で、各章で、その秘密をくれた患者についてはもちろん、少しばかり私自身のことをお話しする。これらの患者は、信念の種を植えた。彼らは希望を育むことを学び、そして、慢性疾患であっても幸福を成し遂げるのに必要なコア・バリューを見つけた。

この本の最終的な目的は、単純だ。この秘密を共有して、世界中で、パーキンソン病によって影響される可能性がある全ての人が利用できるようにすることだ。私は、幸運にもほとんどすべての大陸で働く、パーキンソン病専門医といろいろな職種の教職員を指導することに携わった。彼らは日々、模範的な患者中心の治療を提供し、彼らの世代と次世代のために希望を燃やしている。彼らは、この本を自国語に翻訳して、可能な限り多くの人が利用できるようにしようという私の依頼に躊躇なく答えてくれた。彼らは、私のヒーローである。

予想されるパーキンソン病の有病率は驚異的である。この数をみれば、世界的な危機がおこる前に、パーキンソン病と慢性神経疾患に緊急に対処する必要があるのは明らかだ。世界で最も人口の多い国々で、パーキンソン病の患者数は約30万人まで倍増すると考えると恐ろしいことだ。[4]パーキンソン病の発病の最も重要な危険因子は年齢であるとわかっているので、もしみなが100歳まで生きるとすると、私たち全員はこの大きな事実に直面するだろう。

この本の目的は、信念を鼓舞し、希望の種を植え、患者が自らのコア・バリューを見つけ、人生をより良くするための「秘密」を行使する手助けをすることだ。パーキンソン病と慢性神経疾患によって影響されたあらゆる患者とあらゆる家族は、希望を見つけ、輝かせることができるだろう。希望は幸福につながり、そして、幸福は有意義な人生につながるのだ。

* * *

「私は兆候を探す。次にどこに行くべきかの兆候を。いつ兆候が現れるかは決して分からない。最も信仰心のない者でさえ、自分の信念が間違いであると証明されるのを待っている。」

—ジュリアン・ローレン, Pretty: A Novel

「お父さんの動きがおかしい。」、「お父さんがふるえている。」、「お父さんが足を引きずっている。」、「銀行で、お父さんの署名が通らなかった。」これらは、私が初めて家族と会ったときによく強調される決り文句である。普通の手書きの手紙はうけとり損ねることがあるけども、新世代の技術によって、もっとはやく連絡をとることが可能になり、それよりも重要なことに、それらの技術によってもっとしっかりとした、建設的な医師-患者関係を築くことができるようになった。

私は、スマートフォンは、医師-患者関係、医師-家族関係を密接にできる強力なツールがあると、トレーニング中の若い医師に教えている。速やかで、確実なスマートフォンの反応は、緊張をほぐし、患者や家族とのコミュニケーションにちょうどよい。最初のコンタクトとその反応は、本当の患者中心の共感を築くのに決定的に重要だ。本当の共感を生むための代わりはないといっても良い。

難しい神経疾患に直面した患者と家族に接する際には、素早い確認と決断が決定的に重要である。患者または家族が医師と連絡をとる頃には、根深い懸念と不満と不安といった因子の一つ以上は制したことになる。最初に、医師ができる最善のことは、すぐに反応し、ただちに予約をとり、患者と家族の疑問に答えることによって彼らを安心させることである。

フロリダ大学運動障害疾患・神経再生センターでは、サービスは完全でなければならないというのが私たちの哲学で、予約係、受付スタッフ、看護師にいたるまでチームのあらゆるメンバーは、本当に患者中心医療のビジョンを大事にしている。私たちはこのアプローチが患者に有益であるばかりでなく、私たちをより良い医師に、より良い学際的なチームにすることに気付いた。マヤ・アンジェロウ（アメリカの女優・歌手・作家）は「人は何を言ったかを忘れ、何をしたかを忘れる。しかし、人は人にどう感じさせたかについては、決して忘れないということを学んだ」といった。

初診
数時間から数日後、とても悩んで集まった家族が、診察のために、受診する予定になっている。しばしば、彼らは夜間フライトや長距離ドライブを経て到着する。私も、自分の父と一緒に同じような旅をし、同じような気持ちになったのを痛いほど記憶している。その旅行はほぼ1分毎に私の記憶で永久に刻まれて、その間中、同じような病気を患っている他の人への強い共感を深めた。

これらの悩んでいる患者と家族は、彼らの最初の医師に受診したときのことを寝ても覚めても何度も頭の中で再生しているだろうというのは疑う余地もない。多くの場合、それはPTSDもしくは悪夢である。

医師として、私たちの仕事は、家族たちにこれは旅の終わりではなく、旅の始まりだと信じてもらうことだ。希望は、助けを求める一枚の嘆願書とともにはじまる。その希望の存在は、彼らの旅へといざなう松明に火をつけ、育くまれなければならない。

不安増強の一部は、家族内の対話から生じる。大抵、いくつかの「比較的普通」の脳疾患と比較してうちのお父さんはどこが良くないのか、と考えることが多い。疑いは、いつも

4つの主な状況、つまり、アルツハイマー病、ルー・ゲーリッグ病、脳卒中／脳腫瘍、パーキンソン病の4つのまわりをぐるぐる回る。最近、私は、彼らがパーキンソン病と診断される前に、これらの4つの病気の間の違いがわかるか、ダウンタウン居住者から有名なCEOにいたるまで、外来で一部の家族に尋ねてみた。答えは「ノー」であった。彼らはこれらの4つの疾患は同じだけ悪く、とにかくすごく悪いと考えていた。彼らが最も用いた言葉は「破滅的」だった。

これらの4つの状況はすべて同じというわけではないということは、良い知らせであり、それは大きな希望の源であるに違いない。これらの4つの状況を区別するためには、「症候を知る」必要がある。これが、第1の秘密である。

医師であり指導者たれ、指導者であり教育者たれ
これは、トニー・ダンジー（フットボール・コーチとして成功したが、さらに指導者・教育者としても成功した）から学んだ考え方である。[5]。病気を診るうえで1つの重要な秘訣は、医師であるだけでなく、医師兼指導者であり、指導者兼教育者であることだ。「医師」という単語はラテンの語の「教える」という意味の単語から由来するので、医師として、私たちは本来の仕事をし続けるべきだ。私たちは、患者に対する「コーチ」としての役割を忘れてはならない。

特にパーキンソン病の診断が家族や患者が打ちのめされているようにみえるとき、診断の間違えがないかチェックすることは非常に価値があることがわかった。あまりに多くの人が教育の価値を過小評価していて、しばしば、「教えるべき瞬間」の機会を多く逃している。ジョン・F・ケネディは、「教育というのは、私たちの最高の能力を開発する手段だと考えよう。なぜなら、私たち個人にはそれぞれ個人の希望があり夢がある、そしてそのそれぞれの希望と夢が教育を通じて実現されていけば個人の利益となり、またわが国の強さともなるであろうから。」と、教育の重要性を主張した。

パーキンソン病はアルツハイマー病とは違う

世界中の多くの人々が、パーキンソン病はアルツハイマー病の一種であると考えていて、これは医学界の私たちがこの誤解を払拭する努力を十分にしてこなかった証拠であり、問題であることに気付いた。サウスダコダのスーフォールズ、ブエノスアイレス、ロンドン、イスタンブール、北京、東京、その他の国、どこの患者に、どこの会場で、講義をしているかどうかは関係ない。アルツハイマー病と同じくらい悪いというパーキンソン病に関する誤解が、至る所に存在する。

より深く観察すると、この誤解に対していくらか理解できる点がある。両疾患とも、脳の変性が問題となる。両方とも脳細胞が死んでいく病気で、両方とも顔の表情を含む見た目に変化が出て、両方とも家族と社会への目に見える重大な影響がある。両者とも、総額数10億もの給料の損失をおこし、納税している市民すべてのための保健医療費の出費がかさむことになる。最後に、両疾患とも、記憶を曇らせ、人格を変える可能性がある。配偶者が「彼は私が結婚した男性と全く別の男性だ。」というのを何度聞いたかわからない。こういった類似点を考えると、人々がパーキンソン病とアルツハイマー病を似たように考えて、それを表現するのに、破滅的な、手に負えない、苛立たしいといった、共通の形容詞を使用するのも無理はないと思う。

従って、市民の認知度を考えると、医師兼指導者、指導者兼教育者として、人々がパーキンソン病はアルツハイマー病と違うことを確実に理解できるようにすることが重要だ。その違いを認識して対処することを家族に教えることで、彼らに力を与え、希望に満ちた想いを抱かせることになる。

家族と同様に病気を患っている本人がパーキンソン病はアルツハイマー病と違うことを理解することは決定的に重要だ。2つの病気を直接比較することで、臨床症状と疾患の進行において明確かつ重要な違いがわかる。脳組織の重要な分析に

よって、これらの神経変性疾患における違いが分かってきている。脳を直接調べることで、パーキンソン病とよく混同される3つの病気（アルツハイマー病、ルー・ゲーリッグ、脳卒中/脳腫瘍）は異なる疾患単位であることを明らかに示すことができる。

アルツハイマー病は神経変性疾患であるので、脳内の細胞は死んでいく。この状態は、記憶障害、錯乱、幻覚、行動障害、思考困難などの症状をきたす。アルツハイマー病患者のごく一部は、こわばり、動作緩慢、ふるえ、歩行障害といった、パーキンソン病でみられる特徴によく似た症状を呈する。これらの症状が重複すると、患者と家族をいったいどちらなのか困惑させてしまう。医師がこの2つの疾患を区別するのに困るまれな事例においては、運動障害疾患の専門知識をもつ神経内科医によって診断をうけるか、陽電子放射断層撮影（PET）スキャンという強力なスキャンをうけることができる。

パーキンソン病によくみられる運動症状は、以下のものがある。
- ふるえ（20パーセントの患者ではみられない）
- こわばり（固縮）
- 動きが遅い（動作緩慢）
- 歩行とバランスの障害
- 字が小さくなる（小字症）

パーキンソン病によくみられる運動症状は、以下のものがある。
- うつ、不安、気分障害
- 無気力
- 精神症状（妄想、幻覚）
- 認知機能障害（思考力の問題）

- 自律神経症状（起立時の低血圧、胃腸障害、便秘、発汗、排尿障害、性機能障害）
- 睡眠障害

長い年月をかけて、仲の良い患者の何人かは、アルツハイマー病を罹患した。背が高く、やせた大学教授であるジムは、その一人であった。私たちは二人とも歴史学、政治学、人文科学が大好きで、お互いが読んだ一般書の思い出にふけったものだ。私たちは過去についても話し、ジムが文章を終えるための正しい言葉が見つけられない時には私が助け船を出す。しかしながら、徐々に、ジムは最近のやりとりの記憶の全てを失い、そして、時々、彼は受診の予約にくるときに道に迷うようにさえなった。私がジムの診察室からでて、すぐに中に入ると、まるで彼のハードディスクのリスタート・ボタンを誰かが冗談で押したかのようだった。その前のやりとりは、全く消滅してしまったみたいだった。これは、1日のうちに全米で500万以上もの家族が何度も繰り返す展開であり、そして、ジムと接した経験によって、私は、アルツハイマー病と戦っている家族を苦しませる挫折と悲しみを垣間見た。配偶者と家族は何十年も蓄えられた記憶と共有する歴史があり、彼らも、皮肉とも感じられるショックとともに、それらが失われるのに気づく。彼らは介護者負担の症状でいっぱいで、「この人は自分のお父さんなの？」とか「この人は私が結婚した人かしら？」といった疑問が止まらない。記憶喪失や語想起障害や見当識障害といった典型的なパターンは、パーキンソン病の患者には、普通はおこらず、これが2つの疾患の決定的な違いだ。医師兼指導者として、私たちは、患者と家族が両疾患の決定的な違いを確実に理解してもらう必要がある。

アルツハイマー病は、タウと呼ばれるタンパク質が脳に沈着することに関連している。茶色のタウ染色を脳の組織に行うと、病理学的にアルツハイマー病と診断する助けとなる「老人斑」や「神経原線維変化」がみられる。パーキンソン病は、

明かに対照的に、アルファ・シヌクレインと科学者や臨床医に呼ばれている、違うタンパク質が沈着することに関連する。フレデリック・レビー（ベルリンで生まれ、米国に移った病理学者）は、1912年に、特殊な脳の蓄積物を偶然発見した。これらの蓄積物は、タンパク質の沈着物であり、そして、パーキンソン病と強く関係していることが証明された。レビーが観察した沈着物は、病気そのものに至る原因となる問題と関連があると広く考えられている。異常なタンパク質の蓄積は、彼の功績をたたえて、現在、「レビー小体」と呼ばれている。[6, 7].

医学では大きな発見を競争するのだが、ひどい病気に「発見者」の名をとって名づける様子は、常に私にとって奇妙だった。治療法に名前を付けることはまだ理解できるのだけども、私は自分の名前を、病気や病気のタンパク質につけてもらうのは遠慮しようと思っている。

フレデリック・レビーの話をする意味は、変性疾患の基礎と病気ごとの違いについて患者と家族に教える義務があると強調するためである。これらの問題をより深く理解し、精通することは、希望を促進するのに役立つ。パーキンソン病とアルツハイマー病が違うという別のレベルの証拠は侵される脳の領域の違いにある。ほとんどの人は、病気によって現れる症状を述べる際に、どの脳領域によるかが重要性であることを理解するように教わる。アルバート・アインシュタインが亡くなったあと、彼が天才たる所以を説明しようと、彼の脳は精密に調べられ、解剖された。空間記憶と数学に重要な領域は予想よりも大きかったことは広く報告され、これは少なくとも彼の超人的な能力の一部を説明できるだろう。アインシュタインの脳において、脳の特定の部分の変化は、「特徴」や「増強」を生んだ[8]。しかしながら、病気においては、通常1つかそれ以上の脳の領域が麻痺する。その障害による影響は、神経内科医が、眼球運動、顔面の特徴、精神状態、筋力、反射などを調べることによって、1つかそれ以上のとて

も限局した脳領域を特定することができる主な理由である。アルツハイマー病において、主たる病変部位は記憶に必須な部位の一つであるが、パーキンソン病において、最初に侵される部位領域は、嗅覚、睡眠、消化機能にとって重要な領域に由来する。症状を理解すること（症候を知ること）と、それぞれの症状が脳の特定部位に由来することを知ることは、患者と家族にとって、なぜ病気は特定のパターンを示し、特異的な症状を起こすかということを理解する助けとなる。

パーキンソン病が進行するにつれて、異常なタンパク質は下部脳幹領域からより上のもしくは皮質領域と呼ばれる部分まで広がる。タンパク質が広がる過程で、多くの運動・非運動脳回路をこわし、重要かつしばしば目に見える症状をおこす。ノーベル賞受賞者スタンリー・プルシナーのような一部の科学者は、パーキンソン病で脳全体に広がるものは感染性の病原体に似ていると信じている。プルシナーは、プリオンと呼ばれる脳内タンパク質の発見で、最も知られている。これらのタンパク質は、病的な状態では、狂牛病やクロイツフェルト-ヤコブ症候群（またしても、皮肉にも最初に報告した2人の神経科学者の名をとって名づけられた）と呼ばれる急速進行性認知症をおこす。長い間、誰もスタンを信じていなかった。彼の同僚、友人、アメリカ国立衛生研究所は全て彼に背を向け、多くの人は彼の疾患進展の概念を笑った。しかしながら、プルシナーのプリオン蛋白について正しいことが証明された。さらに、彼は最近、タンパク質が移動することができ、脳内で感染症のように作用することができるという考え方に注目した。この可能性は、病気が脳組織の中をどのように広がるかの興味深い説明となる[9]。

パーキンソン病を引き起こす脳蛋白質が本当に感染のような徴候を呈するのだろうか。結局、プルシナーが彼の理論について話し始めるずっと前に、この領域に関心がある多くの科学者は、タンパク質処理がこのアイデアを支持するかもしれないとすでに認識していた。興味深いことに、これらの科学

者の何人かは、ユニークな反応を報告した。健康なドパミン細胞をパーキンソン病患者の脳に移植すると、健康なドパミン細胞にパーキンソン病のタンパク質が「感染」することがわかった。悪いタンパク質が脳全体に広がるというのは本当であるが、パーキンソン病が感染によるとは考えられていない。これらの悪いタンパク質がどうしてこのように広がるか、さらには、これらのタンパク質の機能については正確には分からないままである。

変性しはじめて、数か月か数年か後、レビー小体は、脳深部領域を越えて忍び寄り、運動機能（ふるえ、こわばり、動作緩慢）と非運動機能（うつ、不安、無気力、性的機能不全、記憶、思考）に関連する領域に知らぬ間に浸潤する。神経疾患を患っている患者とその家族は、脳という不動産で、とにかく場所が、何よりも重要なであるということを認識する必要がある。場所によって、症状がわかる。

パーキンソン病と対照的に、アルツハイマー病患者では、早期から認知および記憶症状を呈する。パーキンソン病において、認知症状は軽度で、通常何年も先に症状がでる。科学者は、パーキンソン病では認知症状がでるのが遅い理由として、変性が脳深部の回路から認知と行動に関連するより高次の領域に広がるまでに時間がかかるからであると信じている[10, 11, 12]。ジョージ・バーナード・ショー（イギリスの劇作家）の「すべては早かれ遅かれ誰でも起こることである、十分な時間があれば。」という言葉は、残念ながら、パーキンソン病とアルツハイマー病における変化が、正常な老化現象を通しても起こることをもとらえている。

アルツハイマー病のための現在の対症療法は、学際的なチームを活用すること、コリンエステラーゼ阻害剤（アセチルコリンと呼ばれる、記憶を改善する化学物質を刺激する）、メマンチン（グルタミン酸塩を刺激して、学習と思考に重要である化学物質）、そして、行動訓練と患者・家族教育などが

ある。アルツハイマー病に利用可能な薬やアプローチはほとんどの場合、少ししか有益でなく、記憶に対する効果は通常すぐに減弱する。

一方、パーキンソン病のための治療は、もっと豊富である。ドパミンという化学物質を補充することは、「覚醒」をおこす。さらに、他のいくつもの薬物治療的戦略によって現代のパーキンソン病患者は、運動症状や非運動障害がはっきりしてくるまでは、満ち足りた、有意義な年を生きることができるようになった。これらの年月は、自分の人生において資産や人生の意味を成し遂げる可能性という希望を与える。

ALS とパーキンソン病を区別する
ALS（筋萎縮性側索硬化症またはルー・ゲーリック病）は、パーキンソン病としばしば混同される一方、患者と家族に正しい情報を一旦伝えれば、その違いは区別することは簡単だ。ルー・ゲーリック病は、前角と呼ばれる脊髄の層の神経細胞の喪失によって生じる。この病気においては、神経細胞が失われ、筋肉と適切に通信することができなくなる。こういう状態は、筋肉のピクツキや、委縮、筋力低下をおこす。のどと胸の筋肉も侵されることがあり、言語、嚥下、呼吸にも影響を及ぼす。症例の約 10 パーセントは遺伝性で、ほとんどの症例は診断から死に至るまで 2〜5 年ととても短い。

多くのアメリカ人は、ALS の典型的な病気の進行は、有名な理論物理学者であるステファン・ホーキングのようであると信じている。しかしながら、実際には、ホーキングは例外で、ALS は、パーキンソン病とは異なり、急速に進行し、まったく異なる神経変性疾患であることに気づく必要がある。
ALS は固有のタンパク質沈着物があり、それはレビー小体類似物と呼ばれる理由である[13].

ルー・ゲーリッグは、カル・リプケン・ジュニアが 1995 年に彼の記録を破るまで野球の「鉄の馬」として知られていた。

ゲーリッグは、野球史で連続試合出場最長記録（2130回）を更新した。彼は腕や脚の筋力が失われるのを感じて引退したとき、彼の筋肉は病気によって壊れていた。1939年に開催されたルー・ゲーリックをねぎらう日における、彼の有名なスピーチで、「地球上の最も幸運な男性」であったと宣言した。ゲーリッグは、1941年にこの世を去った。パーキンソン病は、野球界の「鉄の馬」を引退に追いやった、急速に進行して筋肉が痩せていく病気とは、非常に異なっていることを、患者に理解してもらうことは非常に重要である。

パーキンソン病と脳卒中や脳腫瘍との違い
時々外来で、パーキンソン病患者が、心気症や不安を訴えてくることがある。長年にわたって、こういった問題は「ストレス」であるとみなされてきた。しかし、現在では、これらは、実際の変性疾患の過程の一部に関連していることがあるということが分かっている。脳卒中や脳腫瘍の恐れは、治療を妨げ、結果に悪い影響を与えうる。あまりに心配性の患者では、まれに、安心のために脳スキャンを行うこともある。

ありがたいことに、パーキンソン病と脳卒中や脳腫瘍との違いは、説明が比較的易しい。パーキンソン病での最初にみられる症状の1つは、歩行時の腕ふりが低下することである。これが医師へ電話、電子メール、または、個人的な相談をしようと考える最初のきっかけとなることは稀ではない。しばしば、これらの患者は、脳MRI検査で、脳卒中も腫瘍もみられず、かかりつけの医師が困っていることがある。

プリンストン大学の前学長かつアメリカ第28代大統領であったウッドロー・ウィルソンは、ヘンリー・カボット・ロッジ（アメリカの政治家）とともに国際連盟に加わることに激しく抵抗した後、1919年に倒れた。彼はノーベル平和賞の受賞者だ。1919年、ウィルソンは、第一次世界大戦後の帝国主義列強を平和的連立として再構築するところだった。しかし、1919年は彼にとっての良い年でなかった。その年は、脳卒中

の壊滅的な症状により、右半身の筋力低下、部分的失明、思考のむらを来たしたため、彼が歴史の表舞台から姿を消す年となってしまった。彼の障害は5年間の間、公には伏せられた。彼は部分的に回復したが、失われたものの多くは二度と回復しなかった[14]。

脳卒中とは、酸素が十分に届かないために、脳組織の局所の領域が死ぬことだ。脳卒中とパーキンソン病を区別する最大かつ最重要な違いは、脳卒中は、通常、非進行性であるということであり、それは、症状がさらに悪化することはないということを意味する。脳卒中も、典型的には脳の特定領域を侵すが、脳卒中とは異なり、パーキンソン病では、筋力低下や半身麻痺といった状態にはならない。

同様に、脳腫瘍も特定の領域を侵すが、脳卒中とは異なり、通常は病気の経過とともに、障害が進行して、悪化する。病気の進展はパーキンソン病と似ている場合もあるかもしれないが、脳腫瘍とパーキンソン病の間には多くの紛れもない違いがある。

脳腫瘍は、頭蓋骨内で破壊的な塊を形成するまで分裂、膨張し続ける異常細胞の集りだ。これらの塊は脳のむくみをおこし、正常な脳機能を圧迫したり、破壊したりする。簡単な言葉でいうと、脳腫瘍に侵された脳の領域によって、通常は直接おきる症状が予想できる。良い神経内科医は、患者と家族と話したのちに、ベッドサイドの診察を一通り行うことで、侵されている領域を特定することができる。

脳腫瘍
1937年に、フランクリン・ルーズベルト大統領は、彼の部下に世界で最も有名な脳神経外科医である、ハーベイ・クッシングがどこにいるかすぐに見つけるように命じた。それは、国家的非常事態であった。アメリカの象徴であり音楽界の偉人、ジョージ・ガーシュインが重篤な脳の腫れのためカリフ

ォルニア病院のベッドに横たわっていた。ルーズベルトは、ガーシュインはもうじき死ぬかもしれないと説明された。部下が世界的に有名な脳神経外科医、ハーベイ・クッシングを見つけたとき、すでに引退しており、彼はウォルター・ダンディを推薦したが、ダンディは偶然、チェサピーク湾でヨット休暇中であった。ダンディに電話をすることができなかったため、沿岸警備隊が彼をボートからつれ出した。しかし、それは遅すぎた。ロサンゼルスのシダー・レバノン病院のユージン・ジスキンド医師が緊急手術を行ったが、ガーシュインは助からなかった。

ガーシュインは、その前年から頭痛を患っており、「ゴミのにおいがする」とも訴えていた。それらの症状から予想されるように、精神病院に入れられた。彼の無気力と異常な行動に彼の医師は惑わされ、診断の遅れにつながった。ガーシュインが直面していた問題は際限なく増大する腫瘍であった。そして、腫瘍が特殊な行動をおこすけいれん発作をおこしていた上に、腫瘍が脳の嗅覚中枢を圧迫していたのだ。腫れは、筋力低下、瞳孔不同を起こし、最終的に、死に至る[15, 16]。

パーキンソン病の患者は、ガーシュインの病気のような経過は、症状と病気の急側な進行のパターンが、同じ進行性とはいってもパーキンソン病のとはあわないことを認識することは重要だ。ALS になったルー・ゲーリッグや、脳卒中になったウッドロー・ウィルソン大統領を含む他の有名人の患者は、パーキンソン病との違いを示すのに良い例である。

脳腫瘍は、実際に、パーキンソン病をより理解するのに役立つ。1893 年に、ポール・ブロックとジョージ・マリネスコは、ドパミンの産生部位である脳の領域にある腫瘍の症例を報告した。その領域は黒質と呼ばれている。この 2 人の医師は、振戦があり、パーキンソン病を患っているかのように見えた患者を報告した。その腫瘍は脳の生命維持に必要な領域を圧

迫して、その結果、パーキンソン症状を呈したが、実際には
パーキンソン病ではない[17]。

こういった腫瘍は、とても稀だが、実際に起きた場合、症状
は片側だけであり、「本当の」筋力低下や片麻痺を呈するこ
とがほとんどだ。筋力低下と麻痺は、パーキンソン病の症状
でない。パーキンソン病は、実際のところ、両側の脳を侵す、
運動および非運動回路の緩徐な変性であり、さらには、複数
の脳領域と脳回路を侵す。

パーキンソン病の歴史
パーキンソン病は、以前には、アーユルベーダというインド
医学の体系で Kampavata と記され、さらには、ガレノス（紀
元前 175 年）によって「振戦麻痺」として記述されていた。
おそらく、最も有名な参考文献は、ヘンリー６世を書いたシ
ェークスピアの作品の中に隠されているのを見つけることが
できる。作品の登場人物は、「男よ、汝なぜふるえるのか」
との問いに「麻痺だ。恐れによるものではない。」と答えた。
パーキンソン病という単語の使用は主に非常に影響力のある
19 世紀のフランスの神経内科医ジャン＝マルタン・シャルコ
ーの功績であった。しかし、パーキンソン自身より前に多く
の人々がこの病気を記述している点には留意する必要がある。
ジェームス・パーキンソン（1755-1824）は、ロンドン生まれ
の、薬剤師の息子であり、1817 年の振戦麻痺に関するエッセ
イのために、その名の由来になったと信じられている。彼は
6 例を記述し、そのうちの実際に診察したのはわずか 3 例だ。
（しかも、2 例とは道端で会い、1 例は単に観察しただけだ。）
ジェームス・パーキンソンについて最も奇妙かつ高揚させられ
れる点の 1 つは、彼は神経内科医ではなく洞察力に満ちた注
意深い家庭医であったということである[18]。

パーキンソン病の基本的なこと
パーキンソン病の診断を支持する最も初期の特徴かもしれな
い症状や徴候はたくさんある。明らかな病気の変化がみられ

た時点で、脳内のドパミン産生細胞（黒質と呼ばれ、ラテン語の黒い物質に由来する）の約60パーセント（もしくはそれ以上）を失っているに違いないと推定されている。この細胞死は、常に症状が出る前に起こる。症状出現前に覆い隠される細胞死の閾値は、腎不全でみられる現象に例えることができる。腎臓が機能不全を起こし始めるときにはすでに、腎像の細胞の約75パーセント以上は喪失しており、失われた細胞は取り戻せない。腎不全患者では、ルーチンの検査は、期待はずれなほど、めったに異常とならない。まさしくパーキンソン病の場合のように、1つの症状が出現する前に、失われなければならない細胞の閾値があるのだ。

この現象は科学者の注意をパーキンソン病の前駆症状のスクリーニングテストをみつけることに向かわせた。それは、大多数の脳細胞が失われる前にパーキンソン病を発見するようにするためである。前駆症状の研究は、嗅覚テストや、便秘、認知機能スクリーニング、睡眠障害（夢に反応するなど）、画像診断、さらに、血液マーカーなどの領域に焦点があてられた。現在のところ、既知の遺伝子変異をもつ少数の家族例を除いて、パーキンソン病のための信頼性が高いバイオマーカーはない。科学者が症状の進行を遅延させる治療をどうにか開発することができたら、バイオマーカーを通じて早期発見することは早期治療に必要不可欠となる。

パーキンソン病の徴候は、ときどき顕著な安静時振戦のようにはっきりしていることもある。しかし、多くの場合、例えば、字が正常よりも小さくなる小字症、肩の痛み、腕振り減少など、症状は微妙で、一般医師には症状だけではパーキンソン病を直ちに連想できないかもしれない。見つけるのが最も容易な症状は普通の「運動」症状（振戦、こわばり、運動緩慢）であると思われ、これらは通常、体の一方に起こる。パーキンソン病が他方に比べてもう一方で症状が重く、症状が非対称的なのは、この病気の最大のミステリーの1つのままである[19]。もしパーキンソン病がなぜ非対称の性質がある

のかをみつけたら、ノーベル賞を取って、スウェーデンのストックホルムまで飛んでいけるよと、学生に冗談を言っているくらいだ。

薬物治療の目覚め

薬物治療以前は、パーキンソン病患者は、固くなって動かなくなるので、精神病院にいれられていた。もし、今日、すべてのパーキンソン病患者が施設に収容されたとしたら、米国だけでも 100 から 150 万人の患者がいるので、保険システムは崩壊するだろう。

施設に収容された患者はタオルをたたんだり、医師の回診中にカルテ入れを押したりするよう求められていた。皮肉にも、歴史は、運動が治療アプローチとして有効だったことを証明することになる。この考え方は、より幸福な病気ともに生きる人生への重要な「秘密」として数十年後に明らかになるのである。

ドパミン補充療法（レボドパまたはメネシット治療）の出現は、画期的なものであった。1990 年の映画「レナードの朝」で描かれたように、患者は目覚めて、生命のない彫像から完全に働く人間に変化した。長年にわたり、多数の専門的知識は、薬理学的に、行動学的に、そして、信じがたいかもしれないが外科的に、パーキンソン病を治療する方法が急速に蓄積されてきた。いろいろな点で、パーキンソン病のための現実的な治療オプションは、他の神経疾患よりはるかに進歩している。

パーキンソン病における「アハ！」体験

患者と家族が病院に行って、血液検査や高価な画像診断を含む、「100 万ドルの精密検査」を受け、最終的に、「アハ！」診断の結果をもらった瞬間、必然的に失望が始まる。パーキンソン病を診断するため信頼性が高い血液検査はなく、単純な脳 MRI 検査ではいまのところ軽微か正常である。パーキン

ソン病の診断に至る最善の方法は、経験豊かでよく訓練された神経内科医によって神経学的診察を受けることである[19]。あなたが、パーキンソン病の「アハ！」診断を受けた後も、あなたの旅は終わっておらず、建設的な日々が待ち受けているという確信を適切に持つに違いない。

パーキンソン病とともにより幸福に生きる第 1 の「秘密」は、単純である。パーキンソン病とはどんな病気か認識し受け入れることは、あなたの旅において重要な準備となる。トニー・ダンジーが言ったように、医師は、指導者であるべきで、患者が、この先長い間、普通か、もしくは普通に近い生活をおくるために必要な、より深い理解を患者に教えるべきである。

第 1 の秘密：症候を知る

* * *

第 2 章：人生にはタイミングが重要、パーキンソン病では決定的に重要

「正しいことも，時機を間違えば，誤りになる。」
—ジョシュア・ハリス

あなたが、映画を見に行くとき、飛行機に乗ろうと走っているとき、致死的な感染症の治療のために抗生剤を内服しないといけないときなどでは、タイミングが重要である。しかしながら、パーキンソン病では、タイミングはただ重要なだけではない。それは決定的に重要なのだ。

マサチューセッツ工科大学（MIT）のアン・グレイビエルは、脳細胞にはタイミング機構が内蔵されていることを最近発見した[20]。アンは長年にわたって全米パーキンソン財団の研究委員会に携わっていて、どのように、そしてなぜ、脳細胞が時を刻むかを私たちがよく理解すれば、リハビリテーションと治療のより良いアプローチを開発できるというという考えを強く主張した。

フロリダにある私たちの施設は、大手企業の CEO や著名人、政治家の治療も行っている。しかし、私たちの患者のほとんどは、普通のアメリカ人だ。パーキンソン病患者は、平均して博識だ。あたかも野球かフットボールの試合のボックススコアかのように、彼らは治療薬や治療装置の進化を追い続ける。何億ドルものお金がベンチャーキャピタルと大企業の間を行き交うので、ウォールストリート・ジャーナルは重要な治療の開発のニュースを、時に主要な医学専門誌よりも早く伝えることさえある。主な重点は、根治療法を見つけることだが、たまにズレていることがある。希望を燃やし、幸福を成し遂げる秘訣の 1 つは、魔法のレバーを引くだけで治癒す

るのを期待しないことだ。本当の魔法は、どのように、いつ、そのレバーをひき、それから何を期待するかにある。

私は、パーキンソン病のような病気は他にないという印象を持っている。有名なインフルエンザの流行後のパーキンソン症状を呈した患者に関する映画を、オリバー・サックスが書き、ロビン・ウィリアムズが主演した[21]。これらの患者は精神病院に閉じ込められて生きていたが、ドパミンと呼ばれる化学物質を含む薬を投与され、はじめて、患者は目覚め、生き返った。彼らは歩き、話し、笑い、泣いた。彼らは家族を訪ね、そして、失われた世代を取り戻した。

私は、新規のパーキンソン病患者を診察するたびに、いったんドパミン作動薬を中止してもらい、それから、慎重に診察をした後、「目覚め」を再現するために、ドパミンを再投与する。ジョー・フリードマン（ロードアイランドのプロヴィデンスの著名な神経内科医）は、何年も前に「あくび」に注意するように教えてくれた。普通の「あくび」の後に、目覚めが続く。数千回もこれを見たが、私はまだ畏怖の念を感じざるを得ない。そして、なぜ私がパーキンソン病の患者の診療が好きなのかを思い出す。私がすべての医学生にだす難問は、数分のうちに、一粒の錠剤が神経学的な障害された状態から、完全に正常な状態まで人を変えることができる病気を挙げよというものだ。現在まで、この難問に答えた学生はいない。

動かなくなった中毒患者
1982 年に、ジョージ・カリージョは、突然発症のパーキンソン病にみえる症状のために、カリフォルニア救急室を受診した。ER スタッフは混乱した。パーキンソン病は慢性疾患でゆっくり進行する。どうしたら、わずか 2、3 時間前にジョージが完全に正常だったといことがありうるのか？レボドパ内服またはドパミン補充療法の後、彼は目をさました。しかし、ジョージの話は、まだ始まったばかりだった。もっと多くの、

同じように急に固まった患者たちが救急室に現れるようになり、皆、ドパミンの錠剤で改善した。

ビル・ラングストン（現在カリフォルニア洲サニーヴェールのパーキンソン病研究所の責任者）は、驚くべき発見をした。相当長い期間調査をした後、ビルはパズルの大事なピースを見つけた。患者全員は、MPP+と呼ばれる合成麻薬の袋を受けとった。残念なことに、この薬包を作り出した化学者は少しであるが、重要な過失をし、その結果、結局 MPTP を製造していたのだった。MPTP は、脳幹の小さな黒いドパミン細胞に有毒である化学物質である。これらの細胞は、ラテン語で「黒い物質」を意味する、黒質と呼ばれている。現在では、MPTP はパーキンソン病をひきおこし、MPTP によって誘発された障害はレボドパ投与によって改善することが、世界的に知られている[22]。

この MPTP の間違いは不幸なことで、受け入れ難いと心の中で思うかもしれない。しかし、私があなたにこの一回の悲劇的な間違いがドパミン補充療法そのものの発見以来、他のどの発見よりもはるかにパーキンソン病研究者の役に立ったと言ったら、あなたはどう思いますか？「動かなくなった中毒患者」によって、ビル・ラングストンは、MPTP を、毒素による実験モデルとして発展させた。このモデルは、繰り返し、パーキンソン病の動物モデルを作り出し、最もすぐれた、確実に使用できるモデルの一つとなった。世界中の研究者が、パーキンソン病の多くの秘密の解明するためめに、ラングストンのモデルを使用した。元となったカリフォルニア救急室の症例は、「動かなくなった中毒患者」として有名になった。

タイミングの重要性
オリバー・サックスが患者にドパミンを与えて、「目覚め」させたときに知らなかったことは、ドパミンを長期に投与しつづけるだけでは、治療としては十分でないということだっ

た。パーキンソン病について最も重要な秘密の1つは、多く
の場合、薬物の内服のタイミングが、内服そのものよりも重
要だということである[19]。疾患が進行するにつれて、薬剤が
投与されるタイミングも変化する。そして、これが、調整が
最もうまくいっているパーキンソン病患者は、医師と非常に
密接な関係を築いている理由なのである。経験豊かな医師ま
たは医療従事者は、薬物療法のレジュメをうまく調整し、生
活の質を非常に良く改善することができるのだ。

パーキンソン病が進行するにつれて、80パーセントは安静時
振戦を呈し、すべての患者は固縮、動作緩慢、歩行障害を経
験する。5年後には、大半の患者は、薬物に関連したオン／
オフ変動を呈する。いいかえると、ドパミン作動性薬の効果
が次の内服の前に切れてしまったり、ドパミンの血中濃度が
有効なレベルに達するのが遅れてしまったりするのだ。多く
の患者はジスキネジアと呼ばれるダンスのような運動を呈し、
一部の患者では、歩行時、とくに出入口や狭いスペースを通
るとき、急に、予想外に固まる。ほとんどの医師は、薬剤の
服用量にばかり注目し、多くの医師はパーキンソンの症状に
関係なく、反射的に量を増加する。ほとんどの疾患において、
薬物の効果がうすれたときには投薬量をガクンと増やすこと
が多いことを考慮すると、投薬量増加の理屈は理解できる。
毎日の臨床においても、発作が安定しないてんかん患者や血
圧が上がってしまった高血圧患者など、たくさん例がある。
世界中の一般医を公平に見ると、最善の調整法が投薬量の増
量であることもときにあるというのは明らかだが、パーキン
ソン病においては、薬物を反射的に急増することは、ときに
患者を救急室に送り込むことになり、制御不能の不随意運動
や幻覚のために入院になってしまうことさえある。私たちが
強調したい重要な点は、特に病気進行したときには、パーキ
ンソン病にとって、タイミングは決定的に重要であるという
ことだ。

オリバー・サックスが最初の患者集団の経過を追って、後に発見したことは、服薬量を増加させることは短期的な解決法で、長期的には多くの副作用をおこすということであった[21]。彼は、パーキンソン病やパーキンソン症候群は複雑で、薬剤とその投与間隔のタイミングはそれぞれの患者に合わせて、テーラーメードに調整しなければならないということを苦労して学ぶことになった。彼は、パーキンソン病患者の治療管理は生涯にわたる努力であるということも知った。ドパミン補充療法の黎明期におけるこれらの教訓は忙しい現代の医療でしばしば忘れられがちであるが、これらは40年以上たった今も変わらない真実なのだ。

患者として絶対に覚えていてほしい、私がパーキンソン病治療の基本的な原則であると思うことがある。あなたの病気が変化していて、あなたの薬剤投薬量と投与間隔が症状にあわせて変化していない場合は、医学上最適化されていないということだ。

適切な治療タイミングに関する議論
他にも、パーキンソン病においてタイミングが重要であることの例がある。その1つは、なぜ、動けという意思に全く反して、足がすくむのかというミステリーである。脳は進めと言うのに、足は反応しない。もし、すくみが、方向転換しようとしたときにおこると転倒してしまう[19]。

多くの患者がこのすくみを解除するために行っている「トリック」があり、それは、パーキンソン病が「タイミングの病気」であるという、創造的で、魅力的な考えに関連している。（イチ、ニ、イチ、ニ、・・と・）声に出して数を数える、その場で行進する、逆Y字もしくはレーザーポインター付の杖などはすべて、不思議なすくみ現象を解除するために利用されている。

私たちは、パーキンソン病のレーシングカー・ドライバーを治療したことがある。興味深いことに、彼は、車を運転している時にはなんの問題もなかったのに、空港のように人ごみの中ですくんでしまうのだ。彼はがすくみ現象を解除するために至ってシンプルな視覚キューを開発した。彼はホームセンターに行き、レーザーポインターを買った。そして、目の前の床にレーザーを投影した。赤い点を踏むようにすると、すくみは消失したのだ。後に、ある会社がレーザーポインター内臓のパーキンソン病用歩行器を開発したのだった。私は、ほとんどの臨床医と同じで、このような鋭いビジネスセンスはなかった。

ノースウェスタン大学のコラム・マキノンは、パーキンソン病患者がすくむ理由を研究していた。彼は、このすくみ現象やパーキンソン病患者が直面する他の問題を治療するいくつかの技術を開発した。彼のグループは、最近、大きな音で患者を驚かせると、すくみを解除することができ、さらに運動も改善できることを発見した。マキノンは、アン・グラビエールが論じたように、タイミングが運動を改善するのに決定的に重要な要素だということも、一連の重要な実験で観察した。彼のチームは、脳に信号に送って回復させ、パーキンソン病患者の人生を改善するための方法を研究している[23, 24]。

パーキンソン病患者が希望とより幸福な人生を見つける助けとなる第2の秘密はタイミングである。タイミングは、この病気の治療のどんな方法においても、成功か失敗かの重要な要素なのだ。

第2の秘密：人生にはタイミングが重要、パーキンソン病では決定的に重要

＊＊＊

第3章：　脳に電極をいれたらパーキンソン病はよくなるのか たずねよう

「これは事実なのだろうか，それとも夢であろうか？電気と いうものにより，この物質世界が巨大な神経となり，息もつ かせぬ間に何千マイルをも振動させるとは。」
―ナサニエル・ホーソーン

アーリム・ベナビーは、熟練したされた医師であるが、彼の 専門分野以外では知られていなかった。彼は、1978 年から 2007 年の間、フランス・グルノーブルにあるジョセフ・フー リエ大学の脳神経外科学の教授であった。彼は、パーキンソ ン病の症状で困った人を、脳の深い部分に小さな「キズ」を 作ることで治療することを日常的に行っていた。ある日、ベ ナビーは、パーキンソン病の治療を永遠に変える「もしかし たら」と思う瞬間があった。さらに重要なことに、それは多 くの患者の人生に根本的に良い影響を与えることとなった。

その日の手術室の予定表には、痛みと振戦に困っている高齢 男性とあった。ベナビーは術中マッピングという技術を用い て、ルーチンに詳細な生理的脳地図を記録した。ベナビーは、 「スイート・スポット」の場所を何度も何度も執拗に脳地図 で確認した。彼は、数千時間もの手術中の経験から、スイー ト・スポットは脳の正確な部位の範囲内にあり、そこが刺激 されると、パーキンソン病の症状が改善するということに気 づいた。彼は、スイート・スポットをはずした場合、症状の 改善はなく、場合によっては、重篤な副作用を誘発すること も知った。

ベナビーは、多くの試験から、脳表からセンチメートル下が スイート・スポットであることを確かめた。それは最初に、 彼が予測した通りの結果であった。非常に遅いパルス刺激に

よって振戦が悪化し、逆に、速いパルス刺激を行ったときには振戦が改善した。そして、本当に画期的なことがおきた。ベナビーは脳を焼いて破壊する代わりに、やり方を変えた。その決断によって何万人ものパーキンソン病と振戦患者の人生が永遠にかわったことを考えると、この瞬間の意義を強調せざるにはいられない。試験プローブの先端を加熱し、脳内の深くに小さな病変をつくる代わりに、彼はそれを引き抜いて、のちに DBS リードと呼ばれることになるものを挿入したのだ[25, 26, 27]。

ベナビーがパーキンソン病症状の治療のために慢性埋め込み型 DBS リードを使用する以前の、従来の手術治療法は、異常な共振状態に陥り、悪さをしている脳回路を、「毒を持って毒を制する」ために脳病変を作って破壊ことであった。

ヒトの脳に関する驚くべき知見の 1 つは、その正常機能は、まるでラジオの流行曲のように何度も何度も持続的に繰り返す周期的な振動によって指示されているようだということだ。振動が「おかしく」なると、障害の強い振戦や、他の多くのパーキンソン病症状をおこす。

その日、手術室で、アーリム・ベナビーは以前まで何度も用いていた病変プローブを取り除き、先端に 4 つの金属コンタクトがついたワイヤーに入れかえることを決意した。このワイヤー（後に脳深部刺激療法（DBS）リードと呼ばれる）は、外部の電源装置に接続された。ベナビーと神経内科の同僚たちは、小さいボタンと古めかしいスイッチがついた小さい旧式の箱を用いて機械をプログラムすることができた。システムは単純にみえるが、とても強力で、ベナビーは 12,000 以上もの組合せを個々に設定することができた。破壊術とは異なり、この新しいアプローチによって、ベナビーらのチームは、パーキンソン病と振戦の症状による障害に対して、テーラーメードの個人に合わせた医学的対処ができるようになった[25, 26, 27]。

ベナビーのアプローチにはもう一つの潜在的な長期的利点があった。治療としての DBS は完全に可逆的であるので、幹細胞治療や、遺伝子治療、もしくは他の根治療法を期待している患者は、将来治療を受ける資格があるままである。全システムは、ほんの数分できる小手術で取り除くことができる。DBS 治療には、確固とした疑いようのない効果があるために、DBS 装置を取り除いて欲しいという患者を耳にすることは、その後 20 年間、まれであった。

脳深部刺激療法：当初の見通しを超えた技術革新
技術が進むにつれて、電気刺激というアイデアは全ての分野で発展し、時に「ニューロモジュレーション」と呼ばれるようになり、脳深部刺激療法という言葉は正確でないことが分かってきた。DBS という言葉が不正確な理由は、DBS は必ずしも深くなく、必ずしも脳にいれるわけでなく、必ずしも刺激するわけではないからだ。

現在では、神経、神経鞘、脊髄でさえ刺激して、興奮させたり抑制させたりできるので、DBS の使用は脳に限られてはいない。ほとんどの人は DBS のメカニズムは、その名前から連想し、「刺激」であると自動的に思うだろう。しかし、それはずっと複雑で興味深いことがわかった。この技術の基礎となる潜在的なメカニズムに関して多くの議論と多くの研究がされている。ヒトに対する効果が非常に劇的であるので、この治療法が実際にどのように働くのかを解き明かすことは非常に重要だ。DBS の秘密を解くことは、おそらくより合理的な薬物療法、遺伝子治療と他の新しい治療介入をデザインするガイドとなるだろう。

DBS に関する最初の大きな議論は、大西洋を隔てた 2 つの研究グループの間でおこった。DBS を発見したフランスのグループは、そのメカニズムは脳の電気的活動の遮断または妨害であると論じた。彼らが提案した議論は、DBS が細胞、およ

び、細胞間接続に対して抑制的な働きをするということであった。他方のクリーブランド・クリニックのキャメロン・マッキンタイアとケース・ウェスタン・リザーブ大学のウォーレン・グリルを含む世界的に有名なグループは、電流が、ニューロン（脳細胞）とその何億もの相互接続（シナプス呼ばれる）と、実際にどのように相互作用するかを説明するための実験に基づく理論を構築することによって、初期の理論に反論した[28, 29, 30, 31, 32, 33]。実際に皆が驚いたことに、DBS はニューロンを抑制し、軸索を興奮させること、刺激電極は脳細胞の外にあることが分かった。この心おどる発見は、DBS が効くメカニズムは刺激でも興奮でもないことを意味した。単に脳回路のジャミング効果ではないのだ。DBS は、電気刺激をしている小さな領域だけでなく、実際には、上や下の非常に広い神経回路や神経構造に影響を及ぼしていた。電気が広がる領域は、わずか直径 3 ミリメートルではあるが、脳と体全体に劇的な効果があると証明された[34]。

DBS がどのように作用するかという以前の仮説は、脳細胞（ニューロン）に焦点があてられていて、アストロサイトなどグリア細胞として知られている支持細胞を無視していた。支持細胞は、脳が多くの重要な機能をスムーズに行うために、必要不可欠な基盤を提供する。これらの支持細胞がどれくらい重要であるかという例として、各アストロサイトは 200 万ものシナプス（脳の相互接続）と接して、シナプス同士の連絡や直接の情報伝達を促進する。支持細胞について忘れることは、まるで、チームの他の選手のことを忘れて、3 人の選手だけで野球の試合に勝とうとするようなものだ。電気は直接ニューロン、アストロサイトとニューロンに作用し、カルシウムの放出と、それに続く他の重要な脳化学物質（例えばアデノシンとグルタミン酸塩）の放出を、脳の連続する部位に次々とおこしていく。電気調整に反応して「放出される」化学物質は、神経伝達物質と呼ばれている。これらの神経伝達物質の放出は、DBS の作用メカニズムを促通する重要な要

素であることが明らかになった。DBS が電気的にだけではなく化学的にも機能すると考えると驚きだ [34, 35, 36]。

DBS はおそらくいろいろな方法（電気的、化学的、興奮またはジャミング抑制など）で作用するので、現在私たちは、電流が多くの脳の要素と部位の間の協調した情報伝達の複雑なシンフォニーをひきおこすと考えている。この複雑な情報伝達によって、最終的にパーキンソン病症状の改善につながるのだ。多くの部位がこの調整反応にかかわっているので、私たちはこれをニューラル・ネットワークと呼んでいる[34, 37]。カリフォルニア大学サンフランシスコ校の脳神経外科医、フィリップ・スターは、脳の深部で刺激される細胞と大脳皮質の間に複雑な関連性があることを示した。DBS 装置をオンにすると、2 つの部位の細胞が整合的になって、新たに共振状態にはいるのだ。

DBS も、神経新生、もしくは新しい脳細胞の形成を刺激する。新しい脳細胞の成長が刺激されるということは、この技術がパーキンソン病、アルツハイマー病、進行性核上性麻痺などの神経変性疾患のより良い治療につながる可能性があるという希望を開いた。フロリダ大学のデニス・スタインドラーらは、最近、パーキンソン病患者の脳にも神経幹細胞があることを示し、そして、彼らは、装置の故障のために取り除かれた廃棄 DBS リードから採取された神経幹細胞でさえ成長させることができた[38, 39]。その細胞は、DBS リードにひっぱられて、くっついてきたのだ。

DBS は SF 映画から飛び出してきたもののように思われる方もいるかもしれないが、すべての医学的、技術的進歩によって、この未来的にみえるものはすでに新たな現実となっている。これは、医師と患者にとって、より多くの治療オプションが利用できることを意味し、振戦とそれ以外のパーキンソン病症状を患っている一部の人にとっては人生を変える代替治療となりうる。病気の症状を改善しうる DBS のような新し

い発見は、パーキンソン病の謎をもっと解明し、多くの患者に、より幸福で有意義な人生をもたらす可能性がある。

パーキンソン病のニューロモジュレーションの早期の教訓
誰に手術してもらうか
私たちがパーキンソン病・運動障害疾患センターをつくるためにフロリダ大学にきた時には、パーキンソン病治療のための基本的な基盤が全くなかった。ケリー・フット医師（私たちの脳神経外科医）と私は、フェローシップ訓練を終えたばかりの「新進気鋭の若手」であった。すでにいた先輩教員は、私たちを気に入ってくれていたが、潜在的なトラブル、特にリスクの高い脳神経外科手技を導入することに関して心配していること明かした。私たちに対するメッセージは、次の通りだった。「私たちは君たちが好きだけど、私たちを困らせないでくれ」経験豊富な医学部教授が彼らの経歴の中で経験した全ての何倍にもみえる奇跡的な治療を目の当たりにしたのを考えると、それは理解できる感情であった。この種の治療法はたいてい煌びやかに紹介されるが、多くの場合、完全に失敗に終わる。先輩教員たちが最も心配していた問題は、私たちが頭蓋骨に穴をあけて、大事な脳組織を突き刺しているということだ。これは、単なる内服薬治療よりもずっとリスキーだった。彼らの懸念はよくわかるし、無理もなかった。

フロリダ大学での 10 年の間、DBS 治療は、狂気の沙汰から、素晴らしい治療法へ、そして、最終的には完全に受け入れられた治療法へと変化した。今や、全ての医学生は、実習の中で 1 件、DBS 手術を観察することが要求されている。ベナビーの手術時の決断と「もしかしたら」という閃いた瞬間に感謝したい。世界は生体工学の時代へ移り変わっている。

私たちの施設で DBS プログラムを立ち上げたとき、恐るべき、そして、いくらか予想外の障壁が明らかになった。私たちは、すぐに、200 もの手術を希望する紹介の殺到に直面した。残

念なことに、これらの紹介患者のわずか8人（4パーセント）しか、適切な手術候補ではなかった。さらに困ったことに、数十もの脳神経外科医や病院が同様のプログラムをはじめ、不幸な結果を招き、DBSの適切な候補を選ぶことについて、屈辱的な教訓を学ぶことになった。患者選択は、この比較的新しい外科アプローチの成否を予測する最重要因子であることがわかった。不適当に選択された患者は、手術によって、期待外れで悲惨な結果となった。このように、確実なDBS手術プログラムの開発には適切なスクリーニングと適応評価法をプライマリケア医と神経内科医の教育が必要であった。そして、この努力は過去10年にわたって続けられている。また、ほとんどの脳神経外科医と病院は、一旦パーキンソンの患者が電極挿入手術をうけたら、彼らは、おそらく一生、機械と付き合う必要があり、専門家による治療を継続する必要があるという認識にどうしても達さなければいけない。ほとんどの病院は、組織化して、学際的な努力に投資する準備ができていなかった。過去10年の間、DBSプログラムが出現し、多くの地域の患者に、希望をあたえたが、これらのほとんどのプログラムは、急速に廃れて、最終的に消滅した。

皮肉にも、DBSはパーキンソン病患者のより良い学際的な治療へ向かう世界的な流れを引き起こした。DBS以前には、ほとんどの治療は、医師、看護婦、ナース・プラクティショナー、もしくはフィジシャン・アシスタントによって別々に行われていた。DBS候補をスクリーニングする複雑さは、典型的治療とは対照的に、多くの専門分野にわたるアプローチを必要とする。神経内科医、脳神経外科医、心理学者、放射線科医と精神科医、全員が、はばひろく評価に参加する。時がたつにつれて、理学療法士、作業療法士、言語治療士、ソーシャル・ワーカーも、この流れの結果、その重要なメンバーとなった。チームは協力して、きわめて重大な外科的判断をし、そして、各チーム・メンバーはそれぞれの分野での専門家となる。

最終的に、非常に多くの人々がたったひとりのDBS患者の治療に参加するので、その過程は徐々に単に多くの専門分野が集まる、「集学的」なだけでなく、より緊密に連携するという「学際的」なものになっていった。学際的な治療は患者中心の治療で最も高いレベルであり、癌センターやリハビリテーション病院で過去数十年間用いられている。学際的な治療は複数の専門家が一緒に集まり、個々の患者について検討する。医療従事者たちがメモや手紙やのやり取りで情報交換する、コンサルテーション式や単なる集学的治療とは対照的である。パーキンソン病にとって、学際的なDBS評価法の出現は、治療レベルを非常に高め、患者および家族の満足度の劇的な改善につながった。DBSという、外科的で、内科的でない治療法が、すべてのパーキンソン病患者にとって、手術を受ない人々にとってさえも、治療法の変化と改善をもたらした[40, 41, 42]。

ブレイン・マッピング
ジョンズホプキンス大学の研究棟で、マーロン・デロングは、基底核回路と呼ばれるものを研究した。研究室で彼の同僚や同期は、良い結果が期待しやすく、より簡単な脳領域の解読をこぞって選んだ。物腰の静かなデロングは、最初にサルで、そして、ヒトで、長年にわたってパーキンソン病の基底核で、脳細胞の一つ一つを細心に記録して分析した。そして徐々に、コヒーレントの仮説が明らかになってきた。これには脳細胞活動の速度とパターンの重要な変化が含まれる[43, 44, 45, 46, 47]。デロングは、彼のアイデアをジェロルド・ビテック、フィリップ・スター、トーマス・ウィチマン、ケリー・フートと私自身を含む他の多くの人に伝え、私たちは全員、この教えを精錬して、ヒトでのDBS治療に適用するのにキャリアを費やしてきた。

この治療手技は、現代医療の驚異だ。それは、頭蓋骨だけに10セント硬貨サイズの穴をあける必要がある。手術はコンピュータ・スクリーンの上の仮想現実で行われ、数分以内に今

度は患者に再現することができる。外科医は血管の隙間をくぐり抜け、標的の数ミリメートル以内に到達するように、関心領域を設定することができる。数ミリメートルは定規の上ではわずかであるが、脳空間の中ではとても大きいのだ。脳空間における数ミリメートルは、フロリダとカリフォルニアの間の距離のようなものだ。

かつて、アンドレス・ロザーノというトロントの有名な脳神経外科医は、パーキンソン病患者の脳をマッピングすることはヨーロッパをドライブするのに似ているといった。記録用微小電極が１ミリメートル進み、１つの脳領域から別の領域に移ると、脳細胞の音は変化する。彼は、この変化をヨーロッパの一つの国から別の国への国境を超えるときに、気づく言葉の変化に例えた。彼は、この変化が脳マッピングにおいて役立つことに注目した。

いくつかの微小電極をパーキンソン病患者の脳に通すと、三次元地図を構築することができる。この地図は、望ましいターゲット位置、さらには周囲の脳構造の位置の情報を含む。患者にとって、選択しうる脳のターゲットはたくさんある。ターゲットの選択は、通常、患者と DBS チームを含めて、詳細な相談を経て個別に決定される。最終的な DBS リードの位置が数ミリメートルずれて入っただけで、劇的な成功か悲惨な失敗かという違いをうむので、完璧な地図を描くことは、それ自体が、DBS 治療手技のきわめて重大な部分である。失敗によって、効果が得られないだけでなく、永続的な脳卒中様の後遺症を残すことすらありうる。

DBS リードの最終的な場所が確定されたら、キャップ装置できちんとロックされる。コネクタ・ワイヤーは皮膚の下にトンネルをつくって、取り付けられる。手術の最終段階で、神経刺激装置と呼ばれる、バッテリーが鎖骨の下に挿入される。神経刺激装置は、心臓ペースメーカのようである。一旦装置が配置されれば、プログラマ担当の神経内科医や看護師が、

何千もの選択肢のある DBS プログラミング・パラメータを使用して、患者の設定を最適化することができる。設定の最適化には、通常、数週間から数ヶ月がかかり、ふるえや、こわばり、動作緩慢、場合によっては歩行障害などのパーキンソン病の多くの機能障害をうまく制御することができる[34]。

くすりなしで生きる夢
パーキンソン病を患っているほとんどの人は、クスリにうんざりしている。場合によっては、患者は複数の錠剤を2・3時間おきに24時間飲み続けないといけない。服薬を忘れると、ふるえや、こわばり、動作緩慢、転倒といったような目にあう。容赦のない運命のいたずらで、パーキンソン病が進行するにつれて、薬剤は制御不能なダンスのように振り回すような運動をおこすことがある。この運動はジスキネジアと呼ばれ、病気の進行によって、さらには、多くの一般的なパーキンソン病薬の長期使用の直接的な結果としてもおこる。

パーキンソン病患者はドパミンの錠剤を服用すると、奇跡的に変身する。ふるえ、こわばり、動作緩慢や他の多くの症状は、20分から30分以内になくなる。パーキンソン病患者は、薬剤が効いている時期を、一般に「オン」状態という。反対に、薬剤の血中濃度が、治療域以下になり、症状がでてきたときを「オフ」状態と称している。

多くのパーキンソン病患者は、最初に薬剤に反応するが、どうしても、何年も後には薬剤関連のオン／オフ変動とジスキネジアを呈する。最新の DBS は、このタイプの病気に関連した症状変動に対処する最も強力な治療法ということがわかった。DBS によって、多くのパーキンソン病患者が、有意義な人生を回復することができる。

1990 年代に DBS の話が広がるにつれて、ヨーロッパの多くの施設は患者がパーキンソン病治療薬を完全にやめることができると報告した。多くの北米の施設では、薬剤減量アプロー

チには消極的であると主張し、海を越えた議論が巻き起こった。20年後の今、この分野の全ての人は、DBS手術後に、パーキンソン病治療薬をすべて中止することはとてもまれだと認識している。薬剤の減量は、全ての患者でなく一部で、視床下核と呼ばれる脳の中のとても限局した部位に2本のDBSリード（脳の両側に1本ずつ）挿入されたときに、可能であることが一般的である。場合によっては、パーキンソン病治療薬をあまりに急にやめたり、減らしたりすると、無気力や、歩行障害や、その他の問題が生ずる。このように、パーキンソン病患者に薬を飲まないで良い生活を提供するという希望は、まだ大部分はかなわないままだ。しかし、ニューロモジュレーションは、薬剤治療とともに、よりよい人生を保つ手段であるということが明らかになってきた。

進化する技術
DBS治療についての1つの注目すべき事実は、ハードウェアがベナビーの実験以来ほとんど変化しなかったということだ。脳内リード、コネクタ・ワイヤーと、わずかにバッテリー技術のみが改善されただけだった。FDAは、現在パーキンソン病患者のためのDBS装置は1つだけしか承認しておらず、そして、もっと良い技術は、困難なFDA承認過程の深い溝でもがき苦しんでいることはよく知られている。電流を供給するための技術と、電極を固定するための技術は、基本的にかわっていない。新しいDBS技術はないにもかかわらず、この装置は世界中の全ての地域に爆発的に浸透し、ほぼ100,000人のパーキンソン病と運動障害疾患の患者に埋め込まれた。

なぜ、もっと多くのDBS装置が、過去2-30年の間に利用できるようにならなかったのか？この質問に対する答えは、複雑である。現在のパーキンソン病のDBS技術を検証する研究は、誰もが予想したよりも確固たる臨床結果であった。私が1990年代半ば後半にこの分野に足を踏み入れた時、最先端の専門家達に、「この治療法が消えてなくなり、より良い薬剤にとってかわられるに違いないから、DBS研究を追及するの

はやめた方がよい」と忠告された。治療が生き残っただけではなくて、DBS の臨床的および財政的な成功は雪だるま式に増大し、そして、その効果は、より多くの患者、より多くの研究者とより多くのベンチャービジネスへの投資者を、DBS 装置という舞台に引き入れた。多くの製薬会社が次の大きなパーキンソン治療薬を追い求めたが、こういった努力で確実なものはなく、失敗していた。数十億ドル産業はすべてを引きつけ、新しい科学的なアイデアと新しい資金の流入は電気脳のシェアに少なくとも 6 社以上の参入を呼び込んだ。各社は現在利用できる DBS システムの改善や機能強化を提供し、近い将来の進歩が期待できそうである。

それでは、DBS の分野を進歩させるのは何であろうか。極めて重大な第 1 のステップは、パーキンソン病患者のニーズの理解を深めることである。患者と家族は、現在、薬剤と現在の DBS 治療によって十分にカバーされない症状（例えば、思考の問題と転倒）に対処するための治療を求めている。第 2 には、治療は安全である必要があり、臨床試験は十分にしっかりとしていて、プラシーボ効果より大きな効果（例えば、偶然に起こりうるよりも大きな改善）を示す必要がある。第 3 には、治療は費用対効果がよくなければならず、すべての既存の治療法より一段と良くなければならない。技術と最終的にこの分野を進歩させる希望はすべて、この 3 つの大きなハードルをこえる必要がある。

DBS 装置開発においても重要な最近の研究進歩があった。最初に、多くの新しい DBS リードのデザインがあげられる。新しいデザインのほとんどは電流が脳のより特定の領域に与えられることを可能にし、それによって効果が増強し、副作用を減らすことができる。第 2 には、私たちが現在使用する電流の種類は、電圧駆動システムと呼ばれる。この電圧駆動方式においては、時間がたつと、脳組織に与えられる電界の実際の大きさと形がずれることがある。より新しい刺激装置は、組織へ円滑に電流を与え、治療効果を改善する定電流装置を

つかっている。浮かび上がってきた第3の問題は、バッテリー寿命である。臨床医と患者には、より長くもつバッテリーと、そして、一部では、充電式バッテリーの非常に大きなニーズがある。バッテリー寿命の向上はバッテリーの入れ替え手術の回数を少なくし、バッテリーが切れて、症状が再燃する可能性を減らす。この新しいアプローチや製品は、すでに出現していて、FDA承認過程の最中である。

患者は、さらに、胸部域から突出している箱が見栄えが悪く不快なので、よりなめらかでより小型の装置を求め始めている。胸部の箱と頭のリードをつなげるコネクタ・ワイヤーをなくすことも、ほとんどの患者にとって望まれている。最後に、遠く離れた位置から装置をプログラムすることが可能であれば理想的である。パジャマから着替えて、家を出る必要なく、医師がビデオであなたを診察し、装置を調整することができる日を想像してみてください。これらの進歩は全て、すぐそこまで来ている。

もう一つの有望な発展は、個々の患者のために治療をそれぞれにあわせてテーラーメードする能力である。私たちは、以前すべてのパーキンソン病患者に対して、脳の1つの特定領域の手術のターゲットとしていた。これらすべての向上によって、私たちはますます、特に困っている症状に集中することが可能である。例えば、一方が言語のために望ましいターゲットであるが、もう一方の脳ターゲットはふるえを改善するのに最善である場合があり、まだ3分の1のターゲットは歩行のために選択されている。患者は、彼らのニーズに基づいてターゲットを選ぶ。例えば、法廷弁護士や教師は言語が保たれるターゲットを選ぶかもしれないし、シェフはふるえを最大限に抑制するターゲットを選ぶかもしれない。さらに私たちは、リードを1つにするか2つにするかさえ、もはや限定しない。経過とともに病気が進行し、新しい症状がでてくるにつれて、1つのDBSリードが入っている患者に複数の

DBS リードを挿入する能力が、急速に現実のものになっている。

電気刺激と他の治療の組み合わせという可能性
電気的脳治療の成功の基盤となるメカニズムが注目されるようになるにつれて、その可能性と将来性は、急速に広がっている。現在私たちは、神経細胞の発火パターンの速度とパターンの変化が、多くの観察された効果に重要であることが分かっているので、より新しく、より良い治療法を開発するためにこの情報を利用することができる。さらに、臨床的効果の多くがアデノシンとグルタミン酸塩のような脳化学物質の変化から生じるという現実は、より合理的な薬物療法のデザインを促進する助けとなる。

研究開発の1つの挑戦的な領域は、DBS を他の新しい治療法と併用するというアイデアであった。具体的には、DBS リードをカテーテルとして利用するというアイデアによって、遺伝子、幹細胞、成長因子などを注入することができる。一般的なアイデアとしては、病気進行遅くする可能性があるアプローチと、DBS のような強力な対症療法を併用することである。このアプローチは、うまくいけば、対症療法と病気の進行防止と最高の組み合わせとなるだろう。

電気的バイオマーカー
科学と、パーキンソン病において、今研究者が追い求めているものは、バイオマーカーの開発である。アメリカ国立衛生研究所は、バイオマーカーを「正常な生物学的プロセス、病気発生の過程または治療介入の薬理学的反応の指標として客観的に測定・評価される特徴があるもの」と定義している。素人でもわかる言葉でいうと、バイオマーカーは、病気があるかないかの指標である。すなわち、パーキンソン病の診断ができる血液検査などだ。DBS に関して言えば、科学者は電気的バイオマーカーの可能性をあげた。一般的なアイデアとしては、病気の活動性が特定の脳領域によって自然に発して

いる電気信号によってモニターすることができるというものだ。そして、病気を診断するためのバイオマーカーを使用する代わりに、この場合、医師はパーキンソン病の電気治療における異常な電気パターンを直接の治療に使用する。

今日では、DBS後に脳をリアルタイムに記録し、捕えることが、最近できるようになった。以前は、実際の手術治療手技の間のみ、脳を記録することができるだけだった。現在集められることができる信号の種類は、ローカルフィールドポテンシャル（LFP）と呼ばれている。LFPは、脳本来の電流であり、固有振動性という特徴がある。パーキンソン病においては、ベータ・バンドと呼ばれている重要なLFPが、研究で明らかになった。このバンドは薬剤またはDBS刺激が与えられると変化する。電気的バイオマーカーを理解することにより、より高性能な装置の開発を可能にする。希望としては、新しい装置には、特定の異常（例えばベータ・バンド）を感知して、自動的に応答するということである。その成果は、オンデマンド方式と呼ばれている。オンデマンド回路においては、電気的異常を、必要に応じて、脳に電流をあたえることによって対処することができる。オンデマンドのシステムのアイデアは、特定の臨床的問題や症状がでてきたときまたは出現する以前に問題を解決するということである。このように、カスタマイズされた医療の時代が到来しているのだ。

第3の秘密：　脳に電極をいれたらパーキンソン病はよくなるのかたずねましょう

* * *

「森の中で迷ったとき，自分が道に迷ったのだと理解するまでにしばらく時間がかかることがある。ただ少し道から外れたのだ，今すぐにでも起点に戻れるだろうと，しばらくは自分に言い聞かせる。その後，夜が何度も何度もやって来て，それでも自分がいったいどこにいるのか一向に分からない。そして，とうとう，自分は道から大層はずれて，いったい陽がどちらの方角から昇ってくるのかさえ分からなくなってしまったと，認めざるを得ない時が来るのだ。」
—エリザベス・ギルバート

私は、1987 年に、FDA が成人性発症のうつ病に伴う機能障害の改善のためにプロザックという薬を認可したときのことを覚えている。「プロザック革命」という言葉が作り出され、新しい治療の時代の幕があけた。一般市民においても、うつ病や、精神症状も積極的に対処しようという強い流れがあった。残念なことに、うつ病の診断に伴う根強い烙印があったのだ。意気消沈しているとか、自殺について考えているとかを、ほとんどの人は、医師に相談することをためらっていた。一般的市民は、「うつ」という文字をみるだけで、心に傷を負い、脱力感を味わう。保険会社は、精神科医または精神医学専門家を受診することを拒否し、無理やり「切り捨て」た。

うつに対する考え方については、過去 20 年の間、ゆっくりではあるが、良い進歩がみられている。この一般的疾患の認知の中において、まだ多くの問題が存在するが、社会的烙印は着実になくなってきた。うつ状態と不安をうまく改善するための薬も多く導入されている。

世界的規模のうつ問題

米国および世界で、うつは一般的かつ不可避であるのが現実である。多くの人は、生涯で、少なくとも1回は強いうつのエピソードを経験し、年を取るとともに、多くの人がうつと戦わなければならなくなるといわれている。

2005年に、疾病対策センター（CDC）は、1年に32,000件の自殺が米国でおきていると推定した。殺人による死は18,000件で、AIDSによるものはわずか12,000件だけであった。自殺は主要な死因の第11と発表され、かろうじてトップ10を免れた。うつと不安の改善、特に自殺を防ぐことに関して、切実なニーズがあることにすべての専門家は同意している。

世界保健機構（WHO）は、疾患の世界的な負担を測定し、さらに早期死亡と障害について報告している。WHOは、障害調整寿命（Disability adjusted life year; DALY）と呼ばれる手段を利用している。1DALYは、健康的な生活が1年損なわれたことを意味する。神経精神疾患はDALYの値が、心臓疾患、腫瘍と外傷を含むすべての疾患カテゴリー全体を通して、最も高かった。サブカテゴリとしてのパーキンソン病のうつは、DALYの総合点が6番目である。数十億ドルもの可能性があるため、製薬および機械メーカーは、うつ病、不安や、その他の神経精神疾患の治療に対して強い関心を示した。

精神疾患の治療における重要な進歩が出現するにつれて、私たちはうつと不安障害の患者の全体のケアを改善できている。1940年に、50万人近い患者が精神科施設のドアの向こうにとらわれ、精神病院で終身刑を申し渡されていた。2年以上の入院になる場合は、終身施設収容されたままになっただろう。今日では、これらの数は、疾患の認知、診断、適切な治療の改善によって、特に減っている。治療の変化の1つの指標は、抗うつ薬の使用である。米国でのプロザックの処方は今年単独で約2500万人となった。

パーキンソン病のうつ

パーキンソン病のうつはよくみられる。うつ患者はパーキンソン病と診断された患者の半分を超えると、多くの試算でいわれている。パーキンソン病患者の少なくとも3分の1がうつで苦しんでいて、おそらくもう3分の1はうつの症状に苦しんでいるのに、うつの診断を受けていないだろうということに多くの専門家が同意している[19]。

ほとんどの重篤なうつ患者は、以下の症状のいずれかまたは両方がある：

- いつもの活動に関心がなくなり、好きな活動でも楽しくなくなる（快感の消失）
- 絶望感、または、落ち込み

他の一般的な症状には以下のようなものがある：

- 集中力低下
- 気力低下
- 疲労感や疲労
- 睡眠障害
- 早朝に目が覚める
- 食欲障害
- 性的欲求の減少
- 自己否定や罪の意識

これらの症状がパーキンソン病患者によくおこる正確な理由は、わかっていない。ジェームズ・パーキンソンは、彼のオリジナルのエッセイの中で、うつとうつ症状をメランコリーと称した[48, 49, 50]。近代の臨床家の多くは、パーキンソン病におけるうつ症状を無視し、治療してこなかった。多くの専門家は、うつが、パーキンソン病に対する反応性のものというより、むしろ、パーキンソン病の主たる症状であるということを否定した。

いくつかの証拠が、うつは単なる感情的な反応ではなく、パーキンソン病の主たる症状であることを強く示唆している。第一に、うつは一般集団の2倍、パーキンソン病患者に起こる。さらに、うつは病気の初期、中期、進行期のいずれであらわれ、典型的には治療をしない限り、解決しない。パーキンソン病のうつが本当の疾患単位であるという最も説得力のある証拠は、脳画像検査と剖検脳検体からの結果を通して明らかになっている。これらの種類の研究は、パーキンソン病がドパミン欠乏病以上の病気であるという仮説を証明する助けとなった。これらの研究で、セロトニン、ノルエピネフリン、アセチルコリンが著明な減少も明らかにされた。これらの3つの化学物質の欠乏は、神経変性過程に強く関連している[51, 52, 53]。

パーキンソン病治療成功の重要な秘密は、うつだでなく、うつ症状を早めにみつけ、積極的に治療することである。それぞれの患者は、個別に短期および長期的な治療計画が必要である。すべての場合において、薬剤量が不十分だと、うつやうつ症状をおこすので、ドパミン製剤は最適化すべきだ。場合によっては、患者は、処方された投与間隔では内服間にウェアリング・オフが生じて、うつや、不安、もしくはその両方をうったえることさえある。うつの軽症において、薬剤を追加するだけで充分な場合がある（例えばセロトニン再摂取抑制薬、三環系抗うつ薬またはセロトニン・ノルエピネフリン再摂取抑制薬）[19]。用量が適切で、治療を制限するような副作用がないことを確かめるために、治療開始の4〜6週後に医師によって臨床的診察をうけることが重要である。フロリダ大学の精神科医ハーブ・ウォードは、神経内科医が抗うつ剤を開始した後の患者の診察で、十分なチェックをしていないと私に指摘した。これは、私たち全員が改善すべき分野だ。

私は、薬物療法に加えて、いつも睡眠問題も改善しようとしていて、可能な時はいつでもアドバイスしている。うつが中

等度から重度である場合、私はただちに精神科医に相談する。いくらかの精神科的薬物（例えばドパミン遮断薬）はパーキンソン病を悪化させる可能性があるので、精神科医とコミュニケーションをとることはきわめて重要だ。さらに、私たちは常に自殺の傾向を評価して、もし自殺の傾向がある場合、即刻薬物療法を勧める。高度うつのパーキンソン病患者で、うつが絶望的にみえるようであっても、適切な治療で、彼らが改善し、より幸福で有意義な人生を回復するということを心に留めるように努力している。

薬物療法とカウンセリング治療に対して治療抵抗性であるうつは、電気けいれん療法（ECT）、迷走神経刺激（VNS）、経頭蓋磁気刺激（TMS）と深部脳刺激法（DBS）によって治療できる可能性がある。TMS と DBS は、まだ試験的であるが、より経験豊かな施設では今後治療オプションになりうる。ジャック・ニコルソン主演の「カッコーの巣の上で」のような映画で汚名をきせられているが、ECT は薬物療法とカウンセリングに抵抗性の患者にとってとても有効な治療であることが示されている。

うつ病に対する DBS と新しい治療法
私たちの施設では、ハーブ・ウォードと脳神経外科医ケリー・フットは、DBS リードで脳領域を刺激した。精神科医と脳神経外科医が協力しているのをみることは考えられない組合せであったが、これは、この 50 年でこの分野がどれくらいまで来たかが分かる証拠である。彼らが興味を持った脳の領域は、第 25 野である。何年も前に、コルビニアン・ブロードマンという名の神経科学者は、脳の各領域に数を割り当てた。第 25 野は、人間の悲しみを調整する重要な中枢であることがエモリー大学でヘレン・メイバーグという神経内科医によって示された。彼女は、ファンクショナル MRI スキャンを用いて脳のこの領域をエレガントに照らし出した。彼女の研究で、抗うつ薬と DBS がこの領域で脳異常を回復させ可能性があることが分かり、慎重に選択された患者では、この治療法で生

活の質を改善することができる。うつに対するDBS治療は、まだゴールデン枠で放送とまでは準備ができていないが、患者は科学者と臨床医が以前絶対に治療不可能であると思われた気分障害の治療を進歩させているのを覚えていたほうがよい。

パーキンソン病における不安とパニック
パーキンソン病患者の30〜40パーセントが不安を感じる可能性があると推定されている。不安の一般症状は、過剰な恐怖、恒常的な心配、神経質な感情、全般的な精神的恐怖感情などがある。多くの患者は、まるで、生活が制御できなくなったとか、打ちのめされたと感じるとかのように、これらの精神的感情を語る。その他の一般的不安症状には以下のようなものがある[54]：

- 睡眠障害
- 集中力低下
- 動悸
- 精神的に落ち着かない
- 発汗
- 吐き気や胃の不調
- 息切れ

パーキンソン病患者の一部は、パニック発作も経験する。パニック発作は、短時間の、強い、全身性不快感や圧倒的恐れとされる。これらのエピソードは、通常急に始まって、1時間もの長い間続く場合がある。パニック発作の間、患者は破滅感や、あたかも悪い何かが起ころうとしている感じ、死の恐怖さえも経験することがある。パニック発作のその他の一般症状は、動悸、めまい、はきけ、ときには発汗をおこすことさえある。重要な情報として、パーキンソン病患者の3分の1は不安があることがあるが、パーキンソン病の介護者の5分の1にも不安があるということだ。うつは介護者にもよく起こるので、患者のみでなく、介護者の治療の手配も確実

にするべきである。介護者が幸せならば、パーキンソン病患者も幸せになるのだ。

不安の治療はうつ病より複雑で、いくつかの事例においては、両者は一致する。ほとんどの経験を積んだ臨床家は、不安がドパミン作動薬の「オフ」に伴うものかどうかを確認する。もし、患者が薬物療法の「オフ」期にだけ不安がおこるならば、治療は薬物の投与間隔を短くすることに焦点を合わせる。場合によっては、用量を増加する。治療が最適されているパーキンソン病患者におこっている不安の場合は、改善するのがずっと困難である。患者に全般性不安障害か他の不安症候群があるかどうかを診断するために、精神科医に相談するのが通常は実践的だ。薬物療法の第 1 選択は、セロトニン再取込み阻害剤、セロトニン・ノルエピネフリン再取込み阻害剤と三環系抗うつ薬である。不安の全般性不安障害やさらに重症例には、ブスピロンや、場合によってはベンゾジアゼピンを追加することが一般的だ。転倒リスクの増加と関連があるので、ベンゾジアゼピン（ジアゼパム、クロナゼパム、ザナックス）は注意が必要だ。その他の望ましい治療には、カウンセリング、認知行動療法などとならんで、気功や太極拳などがある[19]。

未治療のパーキンソン病に伴う気分障害の冷やかな現実
ベイラー大学の精神科医、ローラ・マーシュは、彼女がジョンズホプキンス大学にいたとき、非常に重要な NIH の研究を行った。ローラは、パーキンソン病のうつ、不安、その他の精神神経学的徴候を調査するために、地域医療に携わった。彼女が見つけたことは、衝撃的なことであった。大多数のパーキンソン病患者は治療可能な気分障害で苦しんでいた。私たちはそれらをみつけ、治療する必要がある[55-58]。さらに、最近フロリダ大学でドーン・バワーズらによって多くのパーキンソン病患者はうつよりも、明らかに、無気力で苦しんでいることが示された[59]。無気力がある場合も治療が必要であ

る。この秘密は、より多くの人をより幸福で有意義な人生へ
と確実に導くだろう。

第４の秘密：うつと不安を積極的に治療しよう

＊＊＊

第5章：快適な睡眠

「良い睡眠というものが，運動や栄養と同じくらい，最適な健康状態に必須であるということを，40パーセントのみだけではなく，国民の100パーセントに納得させる必要がある。」
—ロバート・シュライナー医師

私たちが過去10年の間学んだ重大な教訓の1つは、パーキンソン病の睡眠障害はよくみられ、治療可能なのに、気づかれていないということであった。一般に、ふるえ、こわばり、動作緩慢、歩行障害のような容易に認識可能なパーキンソンの症状が強調されすぎてきたため、多くの医師は、患者に睡眠障害について尋ねることすらしてこなかった。パーキンソン病の睡眠不足によって、翌日が、疲労、いらいら、そして抑うつ気分などに占められてしまう。

パーキンソン病の睡眠障害は、どれくらいよくあるのだろうか？複数の研究で、睡眠障害はパーキンソン病患者の3分の2以上に起こることを一貫して証明されてきた。それは、日中の過剰な眠気、不眠症、夜間の運動症状、さらには睡眠関連呼吸障害（すなわち無呼吸）などがある[19, 60, 61, 62, 63]。

患者と家族は、睡眠障害に隠れた原因に気づかなければならない。脳の細胞の変性や消失は、睡眠機能障害になる場合がある。あるいは、パーキンソン病症状は夜に出現する場合があり、ふるえ、こわばり、動作緩慢が睡眠を阻害する場合がある。最後に、患者と家族は、パーキンソン病やそれ以外に対する薬物が睡眠に影響を与える場合があることも考慮に入れなければならない。

パーキンソン病患者において睡眠障害に対処するときに、従うべきいくつかの重要なルールがある。最も重要なルールは、診断を確定することだ。治療選択は、まさに睡眠障害の性質にきわめて依存する。睡眠薬が不眠症のすべてのタイプの治療になるというのは、神話である。複数の治療できる問題が睡眠に影響を及ぼしうる、そして、複雑な症例においては、複数の問題によって全体像を曇らせてしまう。例えば、うつと早朝覚醒が、別の睡眠障害が起きている状況の中で合併する場合がある。第二のルールは、終夜睡眠検査を受けるのを躊躇しないことである。この単純な検査は、寝ているところをビデオ録画するだけであるが、通常、基礎をなしている睡眠障害の謎と、さらに、どんな運動もしくは呼吸が合併するかをも解明できる。一般臨床家や神経内科医は、非常に頻繁に、治療開始前に診断確定をする代わりに、睡眠薬療法の量を増やしてしまう。

対処されなければならない最後の問題は、総合的に投薬リストを見直すことである。パーキンソン病の薬とそれ以外の薬すべてに再検討が必須である。ドパミン作動薬は、パーキンソン病の睡眠機能不全を伴う。しかし、場合によっては、レボドパも疲労と睡眠障害を起こしうる。私たちは、レボドパ用量がパーキンソン症状の悪化の治療のために長年の間ゆっくりと増量されたときに、疲労、眠気が問題になった症例を経験している。フロリダ大学の元フェローで現在同僚の教員である、ラモン・ロドリゲスは、かつて、極度に疲労した、長期経過した患者の薬剤を減量して、私を困惑させた。彼は患者の障害となっている疲労を取り除くことができ、その過程に私はショックをうけ、決して忘れられない重要な教訓となった。

要約すると、あなたが医師と話すべき5つの主な睡眠障害がある。
    1- 不眠症-眠ることができないか、一度に数時間しか眠れないこと。

2-　　　日中の過剰な眠気（EDS）ー日中に寝てしまう、睡眠発作、疲労（可能性がある原因として、内服、特にドパミン作動薬と痛み止めに注意）。

3-　　　周期性四肢運動障害-睡眠中のゆっくりとしたリズミカルな足の運動（ビデオ録画併用の睡眠検査で検出できる）。レストレスレッグ症候群-足を動かさないといられなく感じがして足を動かしてしまう。

4-　　　レム睡眠行動異常症（RBD）ー普通は、睡眠中夢を見ている時は、すべての筋肉は力が抜けている。本疾患では、まざまざとした夢をみて、夢を行為化する場合があり、自分が負傷したり、ベッド・パートナーへ危害を加えてしまったりしてしまう場合がある。最もよくある治療は、クロナゼパムのようなベンゾジアゼピンだ。

5-　　　睡眠関連呼吸障害-最もよくあるものは、睡眠時無呼吸で、患者は自分の呼吸がとまっていることに気づかない。これによって夜間の覚醒が多くなり、睡眠の質を侵す。

最もよくある、悲しい話の1つは、典型的には患者からでなく配偶者から聞かれる。配偶者は、パーキンソン病のパートナーが夢に反応して、「悪者と戦っている」と、言うことが多い。残念ながら多くの場合、パーキンソン病患者は夢をみる睡眠の間、不注意に配偶者をたたいてしまうことになる（REM睡眠行動障害）。これが夫婦間の争いとなり、別々のベッドで眠ることになるのは当然だろう。この問題は、ベンゾジアゼピン（例えばクロナゼパム、ロラゼパム、ジアゼパム）と呼ばれる薬を就眠前に低用量を処方することによって、容易に治療が可能である。

もう一つの悲しい話は、10年以上もの間、疲労によって障害されたパーキンソン病患者の話だ。単純な終夜睡眠検査の後、彼らは無呼吸で苦しんでいることが明らかになった。睡眠時無呼吸において、患者は、時に1時間につき100回以上も、

呼吸を無意識にとめてしまう。これによって、パーキンソン病患者はいつも眠い状態になり、最終的に日中の疲労で苦しむ。CPAP（持続的気道陽圧法）と呼ばれる呼吸器による治療は、通常この問題を解決し、日中の疲労が消失する。[19, 60, 61, 62, 63].

うつと睡眠衛生
さらに、うつ、不安、その他の情動障害は、睡眠を悪化することあるため、これらの状態についての評価をうけ、必要があれば、治療を受けなければならない。多くの人は気分と睡眠との強い関連を知らないままであり、そして、ローラ・マーシュはこのことを彼女の NIH 研究で発見した。早朝に目覚めることは、未治療のうつの徴候である場合があるが、レボドパの夜間の追加頓用によってパーキンソン病症状の再出現を抑制することによって夜の睡眠の質をさらに改善することがあるということも覚えていたほうがよい。

睡眠衛生とは、睡眠に影響を及ぼすことがある行動や環境因子を同定し、治療するということをさす。長年にわたり多くのパーキンソン病患者の役に立ったいくらかの睡眠衛生に関する一般的推奨事項を以下に示した。

- 毎晩、7 時間以上の睡眠をとるようにする

- 9 時間以上に眠ることは、日中の過剰な傾眠につながることに注意する

- 寝る時間の 2、3 時間前のアルコール摂取はしない

- 夕食の後と寝る時間の前のカフェイン（コーヒー、お茶、ソーダ、チョコレート）を減らす

- 暗くて快適な睡眠空間をつくる

- 睡眠環境にテレビや電子メディア機器をおかない

- 毎日運動する。ただし、夕食後はしない。

第 5 の秘密：快適な睡眠

* * *

「我々が気をつけなければならないことは三つ。深刻な中毒を避けること，人生を支配するほどの借金の泥沼にはまらないこと，そして，身を固める準備ができるまでは子どもを作らないこと。」
—ジェイムズ・テイラー

パーキンソン病の治療のために、ドパミンを含む錠剤を始めた後、医療の専門家も患者も、皆、奇跡的な治療法が来たと信じた短い期間があった。以前、患者は彫像のようにかたまり、しばしば施設に収容された。ドパミンの錠剤を服用した後、彼らは再び歩き出し、パーキンソン病の重荷から開放されたかのようにみた。ドパミンの錠剤が対症療法でしかなく、病気の進行防止には不十分であったことを、科学者達が、よく理解するのにそんなに長くはかからなかった。さらに、ドパミン治療から数年すると、多くの患者は、ウェアリング・オフやジスキネジアと呼ばれる過剰な運動を報告し始めた。

中毒のような行動障害とレボドパ治療
アンドレ・バルボーは、1970 年代前から中期に、レボドパ治療の有益性と合併症に関する一連の論文を発表した。バルボーは、ドパミン補充療法の結果として少し変わった副作用を呈した患者を数人、観察した。彼は、1 日につき 4〜6 グラムというとても高用量のドパミンを投与された患者の半数以上で躁状態もしくはまるで麻薬をやったかのように興奮してみえたと報告した。彼は、さらに、少数の患者は性欲過剰になり、人格の問題をおこし、大きな意思決定をするときに誤った判断をするとも述べた[64, 65, 66, 67, 68]。

パンディング

後に、ブラウン大学のジョー・フリードマンらは、レボドパを内服している患者はパンディングを呈することを発見した [69, 70]。パンディングは、1972 年に G. リランダーによって、アンフェタミンの過量投与または中毒の患者において、初めて報告された。パンディング現象自体は、実際は、ジョーセフ・ヘラーによって第二次世界大戦の小説「キャッチ=22」で初めて記載されている[71]。

その話は、有名だ。「キャッチ=22」は、本物の差し迫った危険に直面した際の自分の安全を心配することは合理的な精神的プロセスであることを示した。オーアはパイロットで、主役の 1 人である。軍規では精神を病んでいるとされれば、出撃しなくて済む。そのために彼は「精神を病んでいる」と申告せざるをえないが、申告すれば、自分の心が病んでいると分かるということは、もはや精神を病んでないとされて、さらに多くの指令に飛ばなければならなくなる。彼がより多くの指令に飛ぶのは狂っているだろうし、飛ばないならば正気だろう。しかし、彼が正気であれば飛行機を飛ばさなければならなかった。ヨサリアンは「キャッチ=22」のこの軍規の条項の絶対的単純性に心を揺さぶられ、敬意の口笛をふいた [72]。
—ジョーゼフ・ヘラー, キャッチ=22

オックスフォード英語辞典では、「ある要求などがもう一方に依存していて、もう一方は、今度は、最初の方に依存している状況」として八方ふさがりの状態と定義されている。

「キャッチ=22」は、ジョン・ヨサリアンという名の第二次世界大戦のパイロットについて書かれた。そのパイロットは、八方ふさがりの状態の下で、戦争を乗り切ろうとする。第 3 章「ハブマイヤー」で、ヨサリアンは診療所から戻る。変わった行動をしている仲間の爆撃手オーアを見つけた。オーアは、ヨサリアンが病院から戻った日に、ガソリンをストーブに入れるコックを直していた。「何をしている？」ヨサリ

アンは見てすぐだが、慎重に尋ねた。「ここが漏れてる」と、オーアは言った。「私はそれを直そうとしている。」

オーアは、テントの床で膝立ちだった。彼は、蛇口を分解したり、小さい部分を全て慎重に広げたり、数えたり、そしてあたかも彼が人里離れてこれまで、似たようなものを見たことがなかったかのように果てしなくそれぞれを調べ、さらに全部の小さい装置を、再び組立てるといったことを、根気も関心も失うことなく、疲労の徴候みせず、決して終わりのみえないのに、何度も、何度も、何度も繰り返し、休みなく働いた[72]。

この行動はパンディングと呼ばれ、この現象はレボドパによって、およびときにドパミン作動薬によって患者の一部で生じる。「パンディング」は、技術・機械装置を繰り返し操作する、普通の物を手に持ったり、調べたり、並べたりする、身だしなみを整える、買いだめする、異常に大量に字を書く、場合によっては社会的に認可されないダンスを踊り続けることなどに、強くひかれることである[69, 70, 71]。

パーキンソン病において、腕時計を組み立てて分解したり、釣り、塗装、電子メール、雑誌のページを破いたりなどの各種変わった反復行動のパンディングをする人を見てきた。この型にはまった行動を止めようとすると、通常、抵抗したり、いらいらしたり、気分変動が生じる。患者は、多くの場合、その行為を止めるよりはむしろ、キレてしまう。患者は、通常、安全で、決まったパターンが保証されていて、本人も満足しているので、パンディングしている状態を実際には好む介護者もいる。

パンディングは、1972 年にリランダーらによって初めて医学論文で記載された。ジョーセフ・ヘラーは 1950 年代初期に「キャッチ=22」を書き、小説はリランダーが記載する前に1961 年 11 年に発表された。従って、この小説はこの行動現

象を実際に先に認識していたのだ。ヘラーの小説では、パンディングは、イタリア人売春婦の小剣の小手で負った頭部外傷が原因だった。パーキンソン病において、パンディングはドパミン補充またはドパミン作動薬治療によって生じることがある[71]。

変わった行動がドパミン作動薬治療中に起こる場合、すべてのパーキンソン病患者または介護者は医師に伝えなければならない。パンディングを含む変わった行動は、投薬の単純な調整や、クエチアピン、クロザピンまたは安定剤などのその他の薬物を加えることによって治療できる場合がある[19]。

ドパミン調節異常症候群
ドパミン補充療法（例えばメネシットやマドパー）を使用しているとおこるまれな問題に、ドパミン調節異常症候群と呼ばれるものがある。クィーンズスクウェア病院のアンドリュー・リースらは、これをさらに快楽定常性調節異常症候群と称した[73]。その症状はドパミン補充療法をしている患者のわずか約 1〜3 パーセントにしかみられず、そして、ヨーロッパからの元の記載はメネシットとマドパーだけに焦点を合わせていた。患者が投薬を渇望し、どんな悪影響がでてもかなりの量を内服してしまうことから、それは中毒様症候群であると考えられている。パーキンソン病の内服薬自体が、脳の報酬中枢を刺激すると考えられるので、臨床医がこれを解決することは困難な場合があるこの治療は、投薬調整、認知行動療法、さらにはカウンセリングがある。さらに、パンディングのように、クエチアピン、クロザピンまたは安定剤が、通常の生活を回復するのに有効である場合がある。

メネシットとマドパーは毒じゃない
ドパミン作動薬は、ドパミン補充療法（例えばレボドパ）に伴う代替的または補助的治療法として 1990 年代に導入された。これらの薬は、レボドパと比較して、病気の進行を遅くし、これらの使用がレボドパの合併症をへらす可能性を示唆され

公に販売されてきた。レボドパを非難する最初の主張の多く
は、パーキンソン病治療の主流であったレボドパにとってか
わるために過剰繁茂した製薬業界によってわきおこった。現
在では、アゴニスト使用のほうが副作用や問題が多いことと、
レボドパはパーキンソン病治療のために素晴らしい薬である
ことが知られているが、この反レボドパ・キャンペーンの効
果は世界中で感じられた。

多くのパーキンソン病患者とその家族は、メネシットまたは
マドパーが病気の進行を加速する可能性があるという継続的
報告に、不必要に心配させられてきた。多くの神経内科医は、
投薬量と服薬間隔を不必要に制限してきた。これは、ほぼ実
在しないヒトでのエビデンスによって加速した。患者と家族
は、メネシットとマドパーなどのドパミン補充療法がパーキ
ンソン病の唯一有効かつ重要な治療のままであること気づく
べきである。

ドパミン補充療法は有毒ではなく、疾患進行を加速するわけ
でもない。ロンドンのクイーン・スクエアのローラ・パルッ
キネンらは、96 のパーキンソン病剖検脳で病理を調べ、レボ
ドパ使用に関する情報を含む臨床情報で組織を比較した。本
研究は、人間の病態においては、「Ｌドパの慢性使用は、パ
ーキンソン病の病理の進行を促進しなかった」と結論した。

関連する論説では、この分野の著名な神経内科医が、「レボ
ドパがドパミンニューロンに有毒で、変性過程を加速するか
どうかに関しての、懸念は残されたたままである」と指摘し
た。

これらの主張を裏づけるために用いられる科学には、レボド
パは自己酸化を受けていること、活性酸素を形成すること、
さらには有毒な原線維の存在などがある。さらに、この証拠
には、レボドパを脳細胞と混ぜ合わせて、シャーレの上に置
くだけの実験を含んだ。このシャーレ内のレボドパは、同様
にシャーレに入れられた脳細胞に有毒だった。しかし、この

研究はヒトのパーキンソン病において薬の毒性を示すにあたって十分ではない[74, 75]。

多くの国からだされた、多数の研究からの、複数のレベルの証拠がある。最も新しく、大規模なものには、ELLDOPA スタディがあり、それはニューヨークのコロンビア大学のスタンリー・ファーンらによって発表された。スタンは近代運動障害疾患神経学の創始者の１人であり、彼はレボドパがヒトの患者に非常に有益であり、病気の進行におそらく、マイナスではなく、プラスの影響があると結論づけた[76]。現在、ロブ・デ・ビーによってオランダで行われている追跡調査があり、おそらくレボドパ治療の有益性のより多くの証拠を提供するだろう。

全米パーキンソン財団の質改善主導研究で長期に経過観察されている 6,000 人以上の患者において、最も多く投与された薬がメネシットだ[77]。それはこれまで試みられたパーキンソン病研究で、最大かつ最長である。本研究の専門の臨床家はドパミン作動薬を含む他のどの薬以上にレボドパが使用されていることが示され、罹病期間が増加するにつれてよりレボドパが使用された。臨床家がレボドパを中止しようとする場合、患者はこれらの情報の全てを思い出すべきである。

これらすべてのことで、パーキンソン病患者に参考になることとしては、メネシットとマドパーはパーキンソン病治療として安全かつ有効であるとみなすべきだということである。投薬量と投薬間隔は、有益性を最大にし、個々の症状に合わせて、治療をテーラーメードするために、経験豊かな神経内科医や臨床家によって頻繁に調整されるべきである。患者と家族は、レボドパが有毒で、病気の進行を加速するという話は、良好な治療の大きな阻害因子になると客観的に認識しておくべきだ。医師-患者関係の貴重な時間を、レボドパは有害だという主張に浪費するべきでなく、特に治療可能な症状を呈している患者においては、医師はこの決定的治療を過少に

処方するべきではない。メネシットとマドパーの批判者は、臨床治療を変えたいのであれば、より強いヒトでのデータを出す必要がある。それまでの間は、私たちは、レボドパ補充療法は有毒でなくて、パーキンソン病を加速しないということを強く支持する証拠の重みを患者と共有して、患者に応対する必要がある[19]。

中毒様症状とドパミン作動薬の新たな重大リスク
さらに、ドパミン作動薬と関連しているかもしれない重大なリスクがあるということが分かっていて、そして、その重篤な合併症は、この種類の薬を内服している患者のほぼ 6 人に 1 人でおこる[78, 79, 80, 81, 82]。彼らが患者とこれらの薬剤をためす前に、医師、家族、患者はドパミン作動薬の潜在的リスクを理解するべきである。アゴニストの効果が良好で、実際、大半の患者にとって良好だが、強迫性や衝動性の問題が出現すると、ドパミン作動薬は家族を崩壊させる有害行動を悪化させうるということが、トロント・ウェスタン病院のトニー・ラングによって指摘された。トニーはこの分野の世界的トップリーダーの 1 人であり、彼の声明は重要である。患者と家族がドパミン作動薬のリスクに気づいていれば、問題がおこった場合に、すぐに中止したり変更したりすることができる。

ドパミン作動薬の使用による衝動制御障害の発症は、臨床診療の大きな問題となり、そのうえ、複数の集団訴訟による非常に大きな法的な問題にもなった。ペンシルベニア大学のダン・ウェイントローブ医師は、米国とカナダの 46 の運動障害疾患センターでパーキンソン病の治療を受けている 3,090 の患者を調べた。ダンと彼の同僚は、患者は、なんと 13.6 パーセントに衝動制御障害（5 パーセントの病的賭博を含む）、3.5 パーセントに強迫的性行動、5.7 パーセントに強迫的買い物、4.3 パーセントにむちゃ食い障害、3.9 パーセントにそれらの問題の二つ以上があることを発見した。患者が記憶すべき最も重要な点は、ドパミン作動薬を内服していない患者と

比較して内服している患者ではこの障害が多いということだ（17.1 パーセント対 6.9 パーセント）[81]。

ドパミン作動薬使用後に出現するこれらの行動のリスクのプロファイルが明らかになった。ダンは、ドパミン作動薬の開始前にある重要な問題として、若年、未婚、喫煙、賭博問題の家族歴をあげた[81, 82]。

2007 年に、現在クリーブランド・クリニックの運動障害疾患センターのチーフである、ヒューバート・フェルナンデスと私は、マイク・シャピロという名の医学生を共に指導した。マイクは精神科に進んだが、「病的パーキンソン病ギャンブラーに関する 4 つの A ：不安（Anxiety）、怒り（Anger）、年齢（Age）、ドパミン作動薬（Agonist）」という重要な論文を発表した[83]。これらの行動は、ドパミン作動薬の使用、年齢（若い）、不安、怒りがある。私たちは残念ながら、もう一つの A を忘れていた。それは、後に英国のケンブリッジ大学の精神科医であるヴァレリー・ブーンによって指摘されたアルコールまたは薬物濫用の既往歴（Alcohol/Abuse）である[78, 79]。医師と患者は、ドパミン作動薬をパーキンソン病患者に対して処方する前に、衝動制御障害の発症リスクのプロフィールを理解することは、非常に重要である。

ドパミン作動薬は、レストレスレッグス症候群、プロラクチノーマ、線維筋痛などの他の病態を治療するためにも、ますます用いられるようになっている。現在では、これらの薬が他のパーキンソン病以外の患者群でも衝動制御障害になる場合があるという証拠がある。

2011 年に、タイから研修にきたフェローの 1 人である、ナトラーダ・リモタイは、ドパミン調節異常症、パンディング、衝動制御障害とドパミン作動薬禁断症候群（DAWS）について非常に重要な論文を書いた[84]。私たちの臨床グループは、パーキンソン病の中毒様の行動についての単語が知れ渡って

いなかったことをますます心配しているようになっていた。NPF で、私たちは、毎年、ドパミン作動薬の使用によって生活が荒廃したという患者や家族から数多くの手紙を受け取っている。フロリダ大学での私個人の診療現場でも、同じ問題がみられる。結婚は失敗し、過剰性行動、むちゃ食い、強迫的インターネット使用と強迫的インターネット・ポルノなど、あまりに多くの症例が自然とリストアップされた。しかし、同時に、中毒がパーキンソン病患者に起こることがあるという可能性を認めるのを拒否した神経内科医や一般開業医から、大抵抗がわきおこった。私たちは、かなりハードワークをして、9 年間の経験を調べた論文を公開して、広く市民と医療専門家が利用できるようにした。私たちは、中毒はパーキンソン病に生じることはないという神話に直接立ち向かいたかったので、わざと論文に「中毒様症状とパーキンソン病：単施設における 9 年間の経験」というタイトルをつけた。

ナトラーダは 1,000 人以上の患者カルテを調べ、ドパミン作動薬を減量した患者の 8 パーセントにオピオイドとコカイン使用者で報告される症候群と類似していたドパミン作動薬禁断症候群（DAWS）を呈することをみつけた[84]。DAWS についての概念は、メリッサ・ニーレンバーグによって、彼女がニューヨークのコーネル大学で運動障害疾患のフェローシップをしている間に、初めて紹介された。メリッサは、単に彼女の患者が、電話で禁断症状ように聞こえる訴えをする患者の話を聞くことによって、禁断症候群の存在をみつけた[85]。鋭く重要な観察であった。

ナトラーダは彼女が調べたサンプルの約 1 パーセントにドパミン調節異常症候群があると報告した。そして、それはレボドパまたはドパミン錠剤への中毒にともなう症候群である。しかし、彼女のケースシリーズにおける、行動異常で最も多かったのは衝動制御障害（ICD）で、対象者の 9 パーセントにおきていた。最近のケースシリーズでは約 14 パーセントと報告されているように、それでも、実際の発生率は過小評価

されていた。私たちは、DAWS の数が少ないのは、この研究対象となった 9 年の最初のほうではまだこの症状が十分に認識されていなかったことが原因だと結論した。私たちは、単にその発症に気付かなかったのだ！興味深いことに、パンディングは衝動制御障害患者とドパミン調節異常患者の両方に認められた[84]。ダン・ウェイントローブ、ヴァレリー・ブーン、トニー・ラングら、多くの他の主要な権威者のように、私たちも、パーキンソン病患者におけるドパミン作動薬治療が、意外と多くの患者で中毒様の行動異常と強く関連していたと結論することできた。

中毒様症状の治療
行動障害を防ぐための他の薬剤を加えるのと同様に、ドパミン作動薬を減らすか中止することが、これらの中毒様症状の治療の主流であった。カウンセリングと認識行動療法は、治療アプローチとして示唆されたが、まだ慎重に研究されていない。一部のグループは、脳深部刺激療法のような手術使用さえ示唆した。その治療は、脳深部刺激療法を追加することによって、患者がドパミン作動性薬物を減らすことができ、したがって中毒様症状と戦うことが可能になるというものだった。

私たちの医学生の一人であるサラ・モームは、DBS 手術を受けた私たちの患者全員の医療記録を後ろ向きに調べ、観察した。ドパミン調節異常症の診断が、片側性もしくは両側の刺激か、どの脳のターゲット（（視床下核または内淡蒼球）かには影響されなかった。衝動制御患者の 7 例うちの 2 例は症状が改善したが、術後に、17 例で衝動制御障害が、さらには、2 例でドパミン調節異常症が発症すると報告した。ここで学んだ教訓は、ICD と DDS は DBS 手術の前に治療されるべきであり、DBS は最初に行う治療ではなく、問題を誘発することもありうるということだ[86]。ポール・クラック率いるフランス・グルノーブルからのグループは、ICD を患っている患者に DBS を適用するより安全な方法論を最近紹介した[87]。

第 6 の秘密：パーキンソン病にもおこる中毒様症状

* * *

第 7 章：運動は脳機能を改善する

「運動の欠如はあらゆる人間の健康を破壊する。一方，動くことと秩序だった身体運動は，健康を維持してくれる。」
—プラトン

十分な薬物治療がパーキンソン病のさまざまな症状に対処するために開発される何年も前に、一部の医師は運動をし、忙しくし、可能な限り「肉体的」でいることを推奨した。レボドパ時代の前に施設に収容されたパーキンソン病患者は、医師のために回診のときにカルテ運搬車を押すとか、病院スタッフのためにタオルをたたむとかを要求されていたという話がある。作業特異的身体労作後のパーキンソン病患者の改善についての初期の観察は、運動が有益である場合があるという確信に関与した。長い間、私自身の診療においては、運動は「薬のよう」であり、日々のストレッチは有意な利益があるかもしれないと、患者に表現しきた。私は、診察の予約前に理学療法を受ける患者は、しばしば、より快活で楽観的であるようにみえることに気がついた。私はパーキンソン病患者のための運動を個人的に信じてはいるが、私たちは、最近まで、それを処方するための強い科学的な正当性がなかった。

運動のエビデンス
ピッツバーグ大学の有名な神経科学者である、マイケル・シグモンド博士は、運動が神経保護的か、パーキンソン病患者に疾患修飾性があるかを調べた。マイクはこの分野を進歩させるために臨床医と研究者を一緒にするのに尽力し、彼は初期の多くの実験に関与した。彼のグループは、パーキンソン病の6-水酸化ドパミン動物モデルで運動の効果を実験した。マイクは、動物に運動させると、運動によってパーキンソン病症状を発症する脆弱性が下がると述べた。マイクは、運動

が栄養因子として知られる脳内化学物質を増加させ、これらの栄養因子が脳細胞の死を保護すると推測した[88, 89]。

ロサンゼルスの南カリフォルニア大学のベス・フィッシャーとジゼル・ペッツィンガーらは、パーキンソン病における運動の研究を、動物モデルからヒトでの研究に移した。彼らは、米国のリハビリテーション専門誌に、「パーキンソン病患者における、高強度運動の機能的パフォーマンスの効果に関する予備データを得る」ことを意図した論文を発表した。彼らは、パフォーマンスの改善は脳における良い生理学的変化が伴うかどうかについても確認したかった。その結果は、パーキンソン病の運動サブスケール（UPDRS と呼ばれる）の適度な改善があった。高度な強度運動は、最も有益であった。その所見からは、特に高強度の運動において、運動による症状への好影響が支持された。本研究は、いくつかの他の最近の研究とともに、臨床診療を変え、ほとんどの運動障害疾患の専門家が現在は、患者に、毎日運動しなさいと言うようになった[90, 91]。

運動の症状面での有益性が転倒の減少にもいえるかどうかを調べるためには、大規模な研究が必要だ。ありがたいことに、多くの研究は、終了間近か、刊行直前である。これらには、ダニエル・コーコス、クリストファー・ハスとデイビッド・ヴァイアンクールの、パーキンソン病におけるウェイト・トレーニングの研究を含む。さらに、他の研究の 1 つには、太極拳をバランス問題の治療として宣伝しているニューイングランド・ジャーナル・オブ・メディシンに発表されたものがある[92, 93]。

アンケ・スニッジャーとバスティアン・ブルームは、最近、ニューイングランド・ジャーナル・オヴ・メディシンで発表された短報で、有名なパーキンソン病患者について報告した。この症例は、重篤な歩行困難と、歩行時のすくみを呈する進行期のパーキンソン病で劇的なビデオが付いてきた。患者は

長年にわたってパーキンソン病を患っていたが、彼は毎日6マイル以上自転車に乗ることが可能であると報告した。これは「非常に興味深い」とブルーム博士の心をうった[94, 95]。

私がパーキンソン病患者のケアを長年の行い個人的に学んだ1つのことに、パーキンソン病患者が言うことを信じることである。ブルームらは、この話を追跡して、確かめることによって、正しいことをした。その劇的な報告にひきつづき、ジョージア工科大学、のちにクリーブランド・クリニック財団のジェイ・アルバーツ博士によって、もう一つの事実が実際に報告された。ジェイはその直列型自転車と、強制運動負荷はパーキンソン病で有益だったと示した[96]。直列型自転車のパーキンソン病患者と一緒に後部座席に乗っている間に彼は観察した。彼はチャリティのためにこの二輪車にのって、アイオワ州全域でそれをした。患者は、直列型サイクリングによって著しく改善した。私がアトランタのエモリー大学にいたとき、ジェイはジョージア工大にいて、私たちは異なる研究プロトコルで同じ患者をみた。私のプロトコルは、完全なる失敗だったが、ジェイのはアイオワ旅行になっただけでなく、パーキンソン病の運動に関する研究での重要な進歩につながった。

なぜ、サイクリングは症状を改善するか？なぜ、ブルームの患者は歩くことができないのに自転車に乗ることができたか？これらの答えは謎のままである、しかし、多くの専門家はその答えは一群の非常に複雑な相互連結した構造（すなわち基底核）の中の奥深くにあると信じている。この構造のネットワークは、運動、気分、認知機能の促通を補助する。基底核がどのように機能するかは、人類の最大の謎の1つのままである。私たちは、これらのシステムが、高度なデータ処理装置として働き、複雑な脳機能を調整し、情報にフィルターをかけ、並び替えることによって機能すると信じている。おそらく、ブルームによって報告された、歩くことができな

いのに二輪車に乗ることができる男性は、基底核自体によって、そうできたのだろう。

あるいは、基底核は、彼の驚異の乗車を容易にするために、他の脳システムによってバイパスされた可能性もあった。基底核疾患（例えばパーキンソン病や他の運動障害疾患）は、ストレスや不安（例えば睡眠障害や夫婦間の問題）によって悪化することを知られているが、気分、運動、視覚や他のキュー、ならびに多くの非薬物および非外科的治療法（例えば太極拳）によって改善されることも知られている。私たちは基底核がどのように機能するかをもっと学ぶ必要があり、そして、運動療法の力を利用する方法を理解する必要がある[97]。

ブルームは、最近、ニューヨークタイムズによるインタビューの中で、「パーキンソン病患者は二輪車に乗って、混雑した道路に出るべきだと主張しているわけではない」点を強調した。彼は、患者は自転車に乗る際に助けが必要であり、信号で止まらなければならないときには、困ってしまうだろうということをはっきり言った。彼らは、安全地帯で乗る必要があるのだ。彼は、患者に三輪車に乗るか、静止した自転車を使うか、二輪車を固定したトレーニング装置を用いるよう勧めた。一部の患者においては、「歩くことができないほど病気が進行していても、サイクリングによってパーキンソン症状を感じずに、本当の心血管強化運動をする機会を提供する」とも示唆した。

ブルームの観察は興味深いが、私はすべてのパーキンソン病患者がフライングして、それを試すことがないように注意したい。ブルームは、みんながほんとに一生を通じて自転車にのる国であるオランダの出身だということを肝に銘じてください。突然の薬のオフ現象、バランス障害、その他の複雑な問題によって、衝突や重傷につながりうる。医師と理学療法士のアドバイスを求めることは最善で、あなたが新しい自転

車に日没まで乗ることを選択した場合、仲間と一緒にヘルメットをして乗ってください。

オランダにおける NPF 中核的研究拠点は、ブルームとマーティン・マンキーによって率いられている。彼らは、パーキンソン・ネットという概念をこの分野に導入した。パーキンソン・ネットは、パーキンソン病に関連した治療の著しい変化を促すことを目的として構築された組織である。その概念は強力で修正して、他の地域や国々に輸出することが可能なポテンシャルがある。概念はいたってシンプルである。つまり、より便利で統合された経験を患者に提供するための統合ネットワーク（国の全域で地理的に分散する可能性がある）を通してパーキンソン病治療を供給することである。ブルームとマンキーは、地域密着型病院で約 700 例の患者の試験を行った。彼らは患者をパーキンソン・ネットのケアと、通常のケアに割りふり、6 ヵ月の間患者を経過観察した。著者が定めた目的は、「(a)ヘルスケアシステムの変化の実現例を評価することと、(b)患者の健康上の利点を測定することによって、パーキンソン・ネットを実施した結果を記録することと、そして、(c)この新しい組織のケアの社会的コストに対する影響を評価することであった。」主要エンドポイント（患者特異的指数 PSI-PD）は群間で違いがなかったが、パーキンソン・ネットは全般の社会的総経済負担を引き下げる一方で、全体的に質の高いケアを提供した[98, 99, 100, 101]。

パーキンソン病関連の運動および移動能力の問題に対して、理学療法は最も普及していて、広く用いられる医療関連職である。実際に、発表されたパーキンソン病における理学療法と運動の試験の数は、近年 500 パーセント以上増加した。運動に基づく動物試験からの刺激的な所見は、神経再生変化の可能性と疾患修正効果の可能性さえあることを明らかにした。いくつかの臨床試験は、理学療法が運動パフォーマンスと生活の質を有意に強化する可能性があることを示唆した。残念なことに、これらの所見は地域医療に深く浸透するのには現

在まで失敗している。そして、私たちは運動プログラムを国際的な現実とする方法をこの分野に確信させ、導くためには、より多くの研究を必要とする。

今日、世界中のパーキンソン病診療において、運動は以前よりも頻繁に処方されてきている。これまでの知見の軌跡は良い効果を指し示しているようにみえるが、さらなる研究が必要である。うまくいけば、これらの研究は1）どのような運動が必要で、2）どの運動強度で、3）どのくらいの頻度が最善かということを明らかにできるだろう。多くの臨床家が処方する運動が疾患修飾性効果や神経保護効果をパーキンソン病の初期にもたらす可能性があると信じているが、この概念はまだ証明されていないままである。運動は、一般的な健康上の効果だけでなく、運動および非運動性の効果がある可能性を提供しているようである。従って、日々の運動プログラムを考慮することは合理的だ。汗をかくことをいとうならば、多分効果がないでしょう！

第7の秘密：運動は脳機能を改善する

＊＊＊

第8章：入院に備えよう

「よく訪れるお気に入りの墓地がある。なぜ気に入っているかというと，そこはとても清潔で，医師と看護師が皆大変に親切だからだ。」
―ジャロッド・キンツ

数年前、私たちは、病院での良くない経験に関して患者から受け取る報告の数に驚くようになった。私たちは、全米パーキンソン財団中核研究拠点の国際的なネットワークを利用することによってこれらの問題を調査することにした。私たちがこの調査で発見したことは、驚異的だった。

パーキンソン病の入院
私たちのグループは、入院したパーキンソン病患者のケアの問題を同定し、改善することを目的とした一連の 3 つの論文を発表した。最初の論文で、私たちは、文献を調査し、入院したパーキンソン病患者の診療におけるギャップをあぶりだすことを目的とした[102]。一般集団と比較したときに、パーキンソン病患者は、典型的にはより高率に病院に入院して、より長く入院することが多いということを多くの専門家が引用したので、私たちは入院のこの一般的疑問に関心をもった。私たちの研究グループは、過去 40 年の出版論文を調査した。ほとんどの論文は、高率な入院と合併症の原因となる要素として運動障害を引用した[103, 104]。

しかし、入院の主な理由として、他の状態が多く記録された。これらには、運動合併症、移動性低下、服薬順守不足、神経安定薬（ドパミン遮断薬）の不適当な使用、転倒、骨折、肺炎など他の大きな医学的問題が挙げられた。多くの関連する問題が同定され、多くは予防したり、改善することが可能であった。薬物、投薬量、特別な投与計画は、病院でパーキン

ソン病患者がうまくいくための決定的要素であったが、病院スタッフ・メンバーがこの問題に気づいているかは不明だった。

薬剤と薬剤の管理に関するスタッフの訓練が欠けていて、早期から動くことと、パーキンソン病の死因第1位である誤嚥性肺炎の予防が、決定的に重要であるということを指摘した論文はほとんどなかった。私たちは、教育プログラム、勧告、ガイドラインの全てが非常に必要だと結論づけた。ガイドラインはおそらく生命を救い、ヘルスケアシステムのコストを減らし、結果を改善するだろう。

入院患者のマネジメント
第2の論文では、私たちは、世界中の54の全米パーキンソン財団（NPF）センターのネットワークを利用することによって、病院でのパーキンソン病患者の現在の臨床と治療に関する意見を調査した[105]。私たちは、それぞれのセンターにおけるパーキンソン病患者の入院に関するオンライン調査を完了してもらった。これらのセンターは世界で選り抜きのケア施設のグループの一つで、これらのうち43施設は、評判が高く、得ることが難しい中核研究施設（COE）の認定をうけていた。多くのセンターは、入院する時に患者に提供されたパーキンソン病特異的な治療の質に対する重大な懸念を報告した。最大の懸念は、パーキンソン病を悪化させうる、病院スタッフによる外来での投薬スケジュールの順守と、理解と評価の不足であった。

驚くべきことに、患者が入院した場合、パーキンソン病専門医が、主たる病院で、即時に連絡をとることを容易にする既存の方針があったNPF中核研究施設はほとんどなかった。

ひどいことに、入院の連絡は、典型的には直接患者または家族から報告された。約3分の1のセンターは、退院後、定期の外来受診まで、その患者が入院していたことを知らないと

報告した。退院後の受診は、何か月もたってからになることもあった。外来受診をすぐに受ける機会は、ほとんどのセンターで不足していた。待機手術、転倒、骨折、感染症、精神錯乱などは全て、入院の一般的な理由であると同定された。

患者が入院したときには、パーキンソン病専門医または、少なくとも神経内科医の介入の必要性があったと、私たちは結論づけた。パーキンソン病の管理、合併症、避けるべき薬剤に関する病院スタッフと臨床医への教育が、決定的で、改善の必要があった。最も重要なことに、外来患者アクセスを、不必要な入院を防ぐために改善する必要があった。

入院のリスクファクター
第3の最も重要な論文において、私たちは、全米パーキンソン財団の質改善主導研究で経過観察されるパーキンソン病患者で"入院"（救急室（ER）の受診または入院と定義する）のために危険因子を特定しようとした。主導研究は、ダートマス健康センターでゲリー・オコナーによってまとめられた類似の調査をモデルとした。ゲリーには、過激だが、実用的な考えがあった。彼は、すべての嚢胞性線維化症患者で年1回1ページのデータを集め、センターがどのようにしているかを基準とし、最善の臨床を進めるためにデータを用いる。ほとんどのトップ科学者は、このアプローチを時間とエネルギーと金の浪費としてみなした。しかし、レジストリは大きい利益を還元し、全国的な嚢胞性線維化症センターのネットワークで同定される問題に基づいて、嚢胞性維化症患者の現在の平均寿命は約28〜38歳から10年以上も長くなった。

全米パーキンソン財団のCEOであるジョイス・オーバードルフは、ゲリー・オコナーを雇い、同じプログラムを繰り返して、この考えをパーキンソン病にあてはめ、私たちの専門家とともに働いてもらった。ジョイスは若い才能を借り、ハーバード大学とコーネル大学から来たデータの魔術師ピーター・シュミットを雇った。ピーターは、投資銀行行員として

の経歴を成功させた後、人々を助ける仕事をしたがっていた。ピーターは、ペンシルベニア大学のアンディ・シデローフ、トロント・マーカムのマーク・ガットマン、オレゴン大学のジョン・ナットと一緒に、懐疑的な臨床医と科学者の集団を、全米パーキンソン財団質改善主導研究へと組織するのを助けた[77]。

主導研究からの最初のデータは 3,060 例の患者を含み、衝撃的なことに、1,016（33 パーセント）は 1 年めで「入院」があった。それらのうち、49 パーセントは、2 年めで「再入院」があった。本研究の最初の年に入院しなかった人々は、25 パーセントが 2 年目に新しく「入院」した。

本研究からのそのデータは、私たちの若いオーストラリア人（現在ミネソタ州ロチェスターのメイヨー・クリニックにいる）のフェローである、アンハー・ハッサンによってまとめられた。大変驚いたことには、パーキンソン病患者の「入院」（ER 受診または入院）は高率であったということであり、これらの入院は、重症度、多くの合併症（例えば高血圧、心疾患、肺疾患など）、アップ・アンド・ゴー試験（椅子から立ち上がって、10 メートル進んで、もどって椅子に座るまでの時間を計る）と関連していた。生活の質は入院した人で悪く、そして、もっともなことだが、介護者により高度な負担があった。まさしく嚢胞性線維形成のオコナーの研究の場合のように、いくつかのセンターは他のセンタよりも良い結果であったことは、ケアを改善し、入院を防ぐためにできるより良い方法があるかもしれないことを示唆している。

パーキンソン病で避けるべき薬
病院の内外で、パーキンソン病患者はどんな薬を避けるべきか理解することが重要である。フロリダ州フォート・メイヤースからきた、私の親友で非常に経験豊かな先輩の神経内科医エド・スタインメッツは、最近、米医薬品監視団体の　パブリック・シティズンで公表された避けるべき薬のリストを私

に示した。その方法は、パーキンソン病またはパーキンソン症候群に伴う症状に関連があるか確認されているかにかかわらず、すべての薬をリストすることであった。単純な「薬リスト」法を前にした患者と家族は、多くの薬剤がパーキンソン病に悪く場合によってはパーキンソン病と更に悪化させる場合があると誤って結論付けてしまうかもしれない。このやり方は、一般的に誤っている。アプローチは良かれと思って行っているのだが、パーキンソン病は単純なリストで要約するにはあまりに複雑であるので、大きな修正が必要であった。

カルビドパ/レボドパ（メネシット）、ドパミン作動薬などのドパミン補充療法は症状を改善する一方で、ドパミン遮断薬はパーキンソン病を悪化させることはよく知られている。多くのパーキンソン病患者に直面している大きな問題の1つは、精神異常（幻覚やパラノイアのような行動変化）である。どのように、精神異常を誘発することがあるドパミン補充療法と精神異常を緩和するためにドパミン遮断薬を同時に投与するか？それぞれの薬は、各々を相殺するのだろうか？

一般に、ドパミン補充療法の効果を相殺しない2つのドパミン遮断薬があり、これらは、あまりパーキンソン病を悪化させることはない。1つはクエチアピン（セロクエル）であり、もう一方はクロザピン（クロザリル）である。クロザピンは2つの薬のうちでより強力であるが、血液検査を毎週する必要がある。ハロペリドールのような神経安定剤などのその他の古典的ドパミン遮断薬は、パーキンソン病を悪化させる。すべてのパーキンソン病患者と医師は、これらの2つの薬は病院内外でおきた精神異常のための好ましい治療であることを知っていなければならない。

患者は、頭痛や胃腸運動障害のような状態に使われる普通の薬もドパミンを遮断する場合があり、それに伴ってパーキンソン病を悪化させたり、あるいは、パーキンソン症候群（パ

ーキンソン病のような症状）となったりする場合があること
に気がつかないかもしれない。これらの薬には、プロクロル
ペラジン（コンパジン）、プロメタジン（フェネルガン）と
メトクロプラミド（レグラン）などがある。これらの薬は回
避されなければならない。さらに、レセルピンとテトラベナ
ジンのようなドパミンを減少させる薬は、パーキンソン病を
悪化させる場合があって、ほとんどの場合回避されなければ
ならない。症状を悪化しない薬は使用できるが、これらには、
胃腸運動のためのドンペリドン、吐き気止めのオンダンセト
ロンがある。ドンペリドンは米国で入手できなくて、請求次
第、専門薬局によって調剤することができる。

抗うつ薬、抗不安薬、気分安定剤、甲状腺の補充薬と抗高血
圧薬は、通常は安全で、パーキンソン病を悪化させない。こ
れらの薬は、一般に米医薬品監視団体の　パブリック・シティ
ズンによって提供されるリストで見かけるが、惑わされては
いけない。ときに、パーキンソン病が悪化することになる反
応もあるが、これらはめったに起きない。より大きな問題は、
薬物相互作用である。パーキンソン病で最も一般にみられる
薬物相互作用は、MAO-B 阻害剤（セレジリン、ラサジリンな
ど）とメペリデン（デメロール）のような痛みの薬剤との併
用だ。

また、MAO-A 阻害剤（例えばピルリンドール）は、抗抑うつ
剤で一緒に飲むべきではない。まれな例において、抗抑うつ
剤と併用するとセロトニン症候群（心拍数増加、ふるえ、発
汗、瞳孔散大、筋肉のぴくつき、反射亢進）を起こすことが
あることを覚えておく必要がある。MAO-B 阻害剤は、多くの
薬剤師が潜在的相互作用を疑って、処方することを拒否する
が、ほとんどの場合、抗抑うつ剤と併用しても安全である。
この処方拒否は、あなたの医師によっても疑問を呈されるべ
きだ。

パーキンソン病とパーキンソン症候群に最悪な薬剤へのリストというアプローチは、きちんと再評価が必要だ。より洗練されたアプローチは、パーキンソン病の複雑さを考慮に入れることであり、医師の指導のもとに、そして、一部の例外を除いて、ほとんどの薬がパーキンソン病とパーキンソン症候群でなんの問題もなく、有効に投与することができる。「パーキンソン病に用いるべきではない」と印がつけられた店頭販売薬には、余計なものを多数含んでいる[19]。

ケア・キャンペーンを知ろう
NPF は、入院患者を助ける努力を応援するため、入院とパーキンソン病に最悪の薬に関する情報を用いた。NPF が遭遇した世界的な問題は、パーキンソン病患者の診療で、患者が何をするべきで、何をするべきでないかについてを、個々の病院や病院の従業員に頼ることはできないとうことであった。この問題への対処法は、妊娠末期の妊婦のようにパッキングし、いつでも持ち出せるようにしたキット詰め非常用バッグを作成することだ。そのキットにはあなたが入院生活を生き残るために必要なものすべてが入っているのだ。

そのキットは、薬を詰め込むのに十分大きく、さらにいくつかの決定的要素を含む：

1- 次の病院受診に備える方法の情報を書いた病院行動計画

2- パーキンソン病識別ブレスレット

3- 医療警告カード

4- 現在飲んでいる薬剤のリスト

5- 病院にスタッフに手渡して、カルテにはさんでもらうパーキンソン病データ表

6-　　病院スタッフに病気を知らせるための「私は、パーキンソン病がある」というメモ

7-　　最も質の良いパーキンソン病ケアをしてくれたスタッフ・メンバーへの感謝状用カード

そのキットは、パーキンソン病患者がすべての時刻で時間通りに投薬を必要とするということや、病院で使われる多くの一般的な薬がパーキンソン病を悪化させるということといった、単純な基礎を補強する。

あなたの病院滞在を短くし、潜在的に状態を改善しうる秘密は以下のものがある：

- 病院で防止しうる過誤をさけて、命を守る。

- あなたと家族は、「擁護者」としての役割がある。

- あなたと家族は、あなたが関わるすべてのスタッフと医師に伝える必要がある。

- あなたは、パーキンソン病患者がすべての時刻で時間通りに投薬を必要とすると再強調する必要がある。

- あなたは、パーキンソン病症状が睡眠障害、ストレス、感染症、麻酔／手術で悪化することを伝える必要がある。

- 入院は、その率からみると、遅かれ早かれパーキンソン病におこると予測されるので、予定していない入院に備えておくべきである。

第8の秘密-入院に備えよう

* * *

「医学にフィクションは必要ない」とフォスターは述べた。
「なぜなら，事実は常に，我々の空想に勝るのだから」
―サー・アーサー・コナン・ドイル

患者が診察室で尋ねる最初の質問は、自分の症状についてで、
最後に最も心から知りたいことは、研究についてである。
「先生、研究はどこまで進んでいるのですか？」

パーキンソン病研究は、最近、地球の至る所で文字通り何千
ものトップ研究者とともに爆発的に増えた。彼ら全員は、刺
激的な新しい最先端を追い求めている。過去 20 年だけで、私
たちは 1817 年の最初のエッセイの記述からドパミン補充療法
の導入までの間の期間よりもパーキンソン病について多く学
んだ。私たちは、現在、パーキンソン病が単一の疾患でない
ということが分かった。パーキンソン病は、実際のところは、
例えばふるえ、ひきずり足、小字症などの類似の臨床症状を
呈する一群から成る症候群であり、これらの症状は、診断と
治療のために医師を受診した患者の多くで生じるが、この症
候群は複雑で、複数の原因がある。

研究に焦点を合わせることの第 1 の目的は、よりこれらの原
因を理解して、分析することである。細胞レベル（すなわち
基礎科学）で、組織レベル（すなわち病理およびタンパク質
とその調査方法）で、脳回路レベル（すなわち生理学）で、
そして、DNA レベル（すなわち遺伝学）で起こる変化を分析
することが、この努力にとって重要である。これらの領域の
それぞれの変化は、パーキンソン病の謎を解明するのに重要
である。

何がパーキンソン病を発症させるかについてより理解できさえすれば、潜在的治療目標と治療アプローチを定めることができるだろう。治療のターゲットは機能不全を起こしている細胞または細胞群、遺伝子、タンパク質、タンパク質蓄積などがあり、また、私たちは全ての神経回路を再調査することさえもできる。各治療アプローチは、パーキンソン病とその症状につながる基礎となる問題を直接改善することを目的とした治療を供給するべきである。

パーキンソン病患者の間にある1つのよくある誤解は、対症療法と疾患修飾治療と根治治療がすべて同じである、ということである。各アプローチには重要な根本的違いがあり、それぞれは区別されるべきである。対症療法は、疾患徴候を改善させる（例えば、ふるえ、固縮または動作緩慢を治療するドパミン補充療法または深部脳刺激法）。疾患修飾治療は、パーキンソン病の進行をおそくすることを目標とする。対照的に、根治療法は疾患の根絶につながる。現在、私たちには、多くの内科的、外科的、および行動学的な対症療法があるが、疾患修飾治療と根治療法はひとつもない[19]。この現実は、いったい何が私たちを根治治療への道に導いてくれるのだろうかという疑問を残す。

遺伝学的アプローチ
ジェイムス・ワトソンとフランシス・クリックが1953年にDNAの二重螺旋構造を発見してから、私たちはずいぶん遠くから来たものだ。遺伝学と遺伝子検査は広く利用できるようになり、パーキンソン病遺伝子の候補全てを同定する競争が行われてきた。私たちは、パーキンソン病と診断された人の5～10パーセントで、定DNAに同定可能な異常があることを確認している。遺伝コードの変化は、ほとんどの場合、単純な血液検査によって確認することができる。私たちが見つけていないDNA異常もあるが、近い将来、より多くの遺伝子突然変異が見つかるかもしれない。遺伝学は、パーキンソン病

の潜在的な根本的原因のための重要な手掛かりを提供してきた。

例えば、アルファ・シヌクレイン（SNCA）蛋白のコードに遺伝子変異があると特別なタイプのパーキンソン病になる。この観察はこの分野の革新であると証明され、パーキンソン病の遺伝子の型を越えて意味がある。脳内におけるこのタンパク質の蓄積はパーキンソン病のすべての症例全体で一貫して観察され、それをたどって一つの遺伝子異常へ行き着いたのは、極めて重大な発見であった。例えば、PARKIN、LRRK2、PINK 1 といったその他の遺伝子は全てパーキンソン病の発症と関連があり、これら全ての遺伝子は科学者に病気の原因となっている可能性があるメカニズムや、さらに潜在的な薬剤のターゲットに目を向かせた。

インターネット最大手グーグルの共同創設者の 1 人である、セルゲイ・ブリンは、高度な方法でパーキンソン病遺伝学の世界を変えた。あなたは、この世代の患者のために世界の神経遺伝学と遺伝子検査の分野全体を、若いコンピュータープログラマーが一体どうやってかえるのか、と言うかもしれない。実際には、その話は非常に個人的な事情である。メリーランド大学を受診し、ブリンは、彼の母ユージーニアにパーキンソン病があるということがわかった。これが発覚した後、ブリン自身が遺伝子検査を受けた。血液検査の結果、LRRK2 として知られている遺伝コードに、小さい突然変異があった。LRRK2 は、現在パーキンソン病で最も一般に知られている遺伝子の型である。彼自身の遺伝子検査の後、「自分自身の遺伝コードはコンピュータ・コードとなんら違いはない」といったブリンの発言は、よく引用されている。それに傷があれば、私たちはまさしくそれを治療する必要がある。ブリンと彼の妻は 23andMe と呼ばれる会社を始め、この会社は遺伝学カウンセリングなしで、パーキンソン病に対する大規模な遺伝子検査を提供している。遺伝子カウンセリングは、自分の人生に潜んだ遺伝子変異を見つけることにおける意味

を患者と家族に説明する訓練を受けた専門家によって、典型的には提供される。あなたは、恐ろしい病気を患う運命であるということを知った場合、別の人生を送りたいですか？

23andMe 社から遺伝子カウンセリングがないことは、世界的な議論となった。その必要性は、別の神経疾患であるハンチントン病とウェクスラーという名の姉妹の重要な逸話で示すことができる。ウェクスラーの話は彼女たちの父親がハンチントン病と診断されたときから始まる。ウディ・ガスリーの家族と一緒に、彼女たちは、研究のためのお金を集めるために、1960 年代後期にある運動を始めた。この運動は、遺伝病財団を設立することにいたった。ウェクスラー基金と世界中の複数の科学者のサービスを通して、ハンチントン病の遺伝子はマサチューセッツ総合病院の研究者、ジェームズ・グゼルラによって1984 年に同定された。

ハンチントン病の発症の仕方は、あなたの親のどちらかが、病気の遺伝子をもつならば、あなたが病気になるリスクは、50 パーセント、もしくは2 分の1 の確率だ。これらの統計は、常染色体優性遺伝として知られているものを反映している。常染色体優性の障害において、異常遺伝子の1 つのコピーを継承するだけで病気にかかる。姉妹は危険にさらされていて、遺伝子が見つかったので、2 人の女性は検査すべきか否か決めなければならなかった。

ほとんどの人は、遺伝子検査有効性について、患者の100 パーセントが検査を選ぶだろう。しかし実際は、一旦、患者と家族が遺伝相談員と座って、彼らの遺伝子の状態を明らかにすることの意味を見直すと、患者の約50 パーセントは意図的に検査しない決断をする。それで、姉妹はどういう決断をしたか？カリフォルニア大学の歴史家であるアリスは、検査を受けて、遺伝子は陰性であった。ハンチントン病の研究者であるナンシーは、まだ検査を受けていない。皮肉にも、ナンシーは米国とベネズエラのマラカイボのハンチントン病遺伝

子探索研究および遺伝子研究の研究チームのきわめて重大な一員であったし、今も続けている。ナンシーは、世界で最もハンチントン舞踏病患者が多い集団を調査するために、マラカイボへの旅行を指揮することにこの30年間人生の良い時期を費やした[106]。これらの訪問のうち1回、彼女と、マサチューセッツ総合病院神経内科部長のアン・ヤングに同行したことは、私の経歴のうちで、スリリングな体験の1つであった。

パーキンソン病研究から明るみに出たことは、「治癒」に近づく方法として2つの学派があるということであった。グーグル・アプローチは、遺伝学に焦点を合わせ、量とデータに基づく方式であった。ブリンらは、彼らが十分なDNAとパーキンソン病患者に関する十分な情報を集めれば、問題の解決法は自然と浮かび上がると考えている。

この考え方は、科学的研究法に基づいた伝統的なパーキンソン病研究アプローチに真っ向から挑むものだ。重要な疑問あげ、分析できる仮説を定め、仮説を検証する。そして、さらに多くの疑問、仮説に進み続ける。科学的研究法に対する新しい方法の利点は、より直接的で、より焦点を合わせることができるという点である。どちらのアプローチがパーキンソン病研究に勝利するかは時間のみぞ知るである。そして、両方とも新しい研究の将来に重要かもしれない。

ますます多くのパーキンソン病患者と家族が遺伝学的スクリーニングを受けるにつれて、技術の更なる改善が続けられている。1つの非常に興味深い進展は、X賞財団の1000万ドルのアーチン遺伝学X賞で、これは、100のヒトゲノムを10日以内にシークエンスをかけることができる装置を開発した最初のチームに与えられることになっている。その賞はまだ、受賞されないままであるが、完全なゲノム塩基配列決定法は今や使用可能となり、コストと技術は改善され続けている。裕福な患者は、現在、お金を払って、自分の完全な遺伝コー

ドのコピーを書きだしてもらうことができる。こうして、今やあなたは、パーキンソン病を見つけるための検査をするべきか否かに関する倫理議論に加えて、すべての既知の病気のためのDNAスクリーニングをすることを望むかどうかについても考えなければならなくなったのだ。

この話には複雑なねじれ現象がある。ただあなたが遺伝子を持っているということは、あなたが疾患にかかることを意味しない。近代の遺伝学の分野は、グレゴール・メンデルが雑種エンドウマメを交配させて作っていた1850年代に想像したよりも、非常に複雑である。ある人が、実際に遺伝子を持っているが、病気を発症しないことがありうる。この難解な現象は、つまり、遺伝子欠損があっても実際にはリスクは様々で、100パーセント未満となることを意味する。遺伝学の将来は、どんな潜在的環境トリガーがあなたのDNAをオン／オフすることができるかという情報も調べる必要がある。カリフォルニア大学のジュディス・スターンは、「遺伝子は銃に弾を込め、環境が引き金を引く。」という言葉を造った。パーキンソン病においても、現在、あなたのDNAをオン／オフすることができる環境トリガーを特定する競争が起きている。

それでは、私たちが最も一般的なパーキンソン病遺伝子の型、LRRK2 (leucine rich repeat kinase type 2) 変異の治療を想像してみよう。この遺伝子は、ダーダリンと呼ばれるタンパク質をコードする。ダーダリンはふるえを意味するバスク語であるが、皮肉にも、LRRK2を有するすべてのパーキンソン患者がふるえを実際に呈するというわけではない。DNAにLRRK2変異のある人々は、パーキンソン病と、胃腸障害であるクローン病のリスクが増加する。LRRK2変異は、細胞の機能喪失につながり、最終的に細胞死にいたると考えられる。従って、根治療法のためのアプローチは、いずれも、細胞死を止めることをターゲットにしなければならない。

脳内で LRRK2 に関連した細胞死を止めるいくつかの有望な方法がある。これらのアプローチには、脳細胞死を防ぐことを期待して、薬剤または栄養因子を介して、LRRK2 またはそのタンパク質産物、あるいは、何らかの LRRK2 の下流への効果を標的とする直接的な遺伝子治療の方法（例えば、健康な LRRK2 細胞を挿入するなど）がある。LRRK2 が「機能喪失」遺伝子であるので、一部の研究者は、他のパーキンソン病遺伝子の遺伝子治療に、より敏感に反応すると信じている。

遺伝子が弾を込め、環境が引き金を引く
農薬、オレンジ剤、パーキンソン病発症の潜在的な環境危険因子は、いつもニュースとなっている。患者と家族は化学物質とパーキンソン病に関する気がかりな見出しを目にするかもしれないが、そのほとんどに曝露することは決してない。

サニーヴェール・パーキンソン協会のサムエル・ゴールドマン博士とカーリー・タナー博士は、第2次大戦の退役軍人のコホートから双子を調査した。双子のペア（半分は、一卵性双生児だった）を利用することによって、研究者はパーキンソン病の発症に関して、遺伝学の効果の可能性を制御した。各双子のペアのうち1人は、パーキンソン病と診断されている必要があった。それから、非常に慎重に職業および嗜好の既往歴を聴取した。患者から直接聞いた既往歴は、ほとんどの場合、配偶者や兄弟から代わりに聞いた既往歴とともにまばらだったので、保健師が、を確定するのを補助した。産業保健師は職場環境での曝露、危険またはリスクを確定することができる慎重に訓練された専門家である。研究者と一緒に保健師は、6つの溶剤を調べて、トリクロルエチレン（TCE）のみが男性でパーキンソン病発症リスクの増加（6.1倍）と関係していることを発見した。さらに、TCE に、または、PERC（テトラクロロエチレン）と呼ばれるもう一つの化学物質に曝露された男性は、パーキンソン病の発症のリスクが8.9倍高かった。

興味深いことに、いままでパーキンソン病の発症に関連があると考えられた、ノルマルヘキサン、キシレン、トルエンのすべてが、このコホートではリスクの増加を示さなかった。この種の疫学研究においてはエラーの可能性があるので、環境曝露の研究の全ては注意深く解釈し、複数の調査報告書の共通点に注目すべきである[107, 108, 109]。

患者と家族が TCE について尋ねるべき重要な質問は、どんな仕事は TCE の曝露につながるかである。以下は、TCE と接触しうる項目のリストである：

- 油除去剤
- タイプライター液
- ペンキと剥離剤
- カーペットクリーナーとシミ除去剤
- 接着剤
- コンピュータ部品のクリーナー
- カフェイン抜きコーヒー
- ドライクリーニング
- 織物工場
- 手術室の麻酔薬

以下は、TCE 曝露の危険性が最も高い職業のリストである：

- 電気技術者
- ドライクリーニング業
- 産業機械工と修理作業員
- 医療従事者

患者と家族は、急性 TCE 曝露と慢性 TCE 曝露の違いを理解しておくべきである。急性の、高用量曝露は、中枢神経系を抑制し、呼吸障害、不整脈、昏睡、その他の症状を来す可能性がある。急性の TCE は、ひどい皮膚刺激剤であるともわかっている。私たちが TCE 曝露とパーキンソン病について話すときは、長期の慢性曝露を意味している。長期被曝は、不安

定、眩暈、頭痛、記憶喪失と多くの他の症状とも関連していた。サムエル・ゴールドマンによる最近の調査は、慢性TCE曝露の後遺症にパーキンソン病のリスクをいれる必要があるかもしれないということを示唆する。

患者と家族は、パーキンソン病の危険因子はTCEだけでなく、多くの環境曝露があることにも気づいているべきである。デューク大学デーナ・ハンコックらは、殺虫剤と除草剤（特に塩素化炭化水素と有機燐化合物）は、家族歴がなくても、これらだけで、パーキンソン病のリスクを高めると最近報告した。従って、農薬と環境危険因子はパーキンソン病の発症の重要な考慮すべき事柄から浮かび上がった[110, 111]。患者、家族、そして医師は、これらの全ての化学物質を知り、その曝露リスクを評価するべきである[19]。

最も重要で新興の研究分野の1つに、遺伝子と環境の相互作用についてである。一部の研究者は、この領域をエピジェネティクスと呼ぶ。ただ遺伝子を持っているということは、必ずしも疾患を発病するわけではないということは、明白になっている。同様に、ただ環境に曝露しただけでは、パーキンソン病になるというわけではない。ほとんどの科学者は、まだ検証中であるが、「2回打ち仮説」があると信じている。いいかえると、パーキンソン病を誘発するためには、おそらく複数のイベントが必要だということだ。したがって、実際、遺伝子は銃に弾を込めるかもしれないが、環境または別の未知の要素がトリガーを引くかもしれないのだ。

幹細胞治療
近年の飛躍的な科学的の進歩は、皮膚細胞を再プログラム処置して、いわゆる、多能性幹細胞にすることできるようなったことである。「多能性」という意味は、一旦作られれば、体中のいろんな種類の細胞に分化する能力を獲得する。いかにして科学者はこの著明な成果を得るのか？それは、科学者は、研究室で、人の遺伝子地図コードするいくつかの転写制

御因子の発現を誘発し、これらの因子を誘導することによって、誘導多能性幹細胞またはiPS幹細胞と呼ばれるものを生成することができるというものだ。

最初の実験では、Oct4、Sox2、Klf4、Mycという化学物質の組合せを用いて、線維芽細胞（皮膚細胞）から、安定的に自己複製する細胞を誘発した。意外なことに、これらの細胞は、胚性幹細胞（ES細胞）に非常に密接に似ている。ヒトの胎芽が必要となりつつあったが、皮膚細胞から幹細胞を生成することができるのならば、幹細胞研究のためにヒトの胎芽の利用することが終わるに違いない。

幹細胞を再プログラムは、今やさまざまな種類の細胞で行われ、皮膚細胞を越えてはるかに広がっている。いくつかのより新しい技術は、さまざまな体組織からの細胞を再プログラムするために使用された。これらの方法には、核移植、細胞融合、培養細胞の外移植、いくつかの明確な因子と化学物質による細胞の形質導入などがある。再プログラムの基礎となる正確な分子機構はいまだ明らかでないが、科学者が多くのソースから幹細胞を再現的に生成することができ、多くの種類の細胞を再プログラムすることができるという決定的発見を利用することが重要である。

iPS幹細胞は、すべての大陸の患者と家族にパーキンソン病を治療する可能性と希望を与えた。この細胞の再プログラム技術を通して、テーラーメードの細胞を生成し、神経治療として用いることができるだろうか？最近のラットと霊長類研究は、これらの細胞をつくり、移植し、生存させることができて、パーキンソン病の症状の悪化を防げたということを明らかにしている。それでは、なぜ、私たちはすぐに幹細胞による根治治療にいたらなかったのか？

iPS幹細胞の治療準備の臨床実現へうつすためには越えなければならない大きなハードルがある。これらの準備で、完全に

純粋な iPS 細胞で、将来的に腫瘍を形成する可能性がある未分化細胞が混じっていないことが、決定的に重要である。最も重要な課題は、複雑なパーキンソン病の回路に患者に iPS 細胞を正確に配送し、これらの細胞の機能的な移植を容易にする技術の開発である。科学者は、現在、基底核の脳運動回路と非運動回路は、非常に精巧で、多重となっているので、単に一か所に細胞を移植することは十分な治療にならないことに気付き始めている。

しかし、iPS 細胞の直接的かつ即効性のある利用法が、パーキンソン病研究にはいくつかある。薬物スクリーニングと疾患モデリングは、この技術をすぐに応用できる 2 つの用途である。iPS 細胞を用いている高効率薬物スクリーニングの改善は、パーキンソン病の症状を治療する薬として用いられることができる合成物が識別を可能にするかもしれない。

標的ウイルスアプローチ
パーキンソン病患者によってきかれるよくある質問は「遺伝子治療とは何か？」というもので、遺伝子治療は遺伝情報（DNA）をパーキンソン病のヒトの細胞および組織に入れることである。最もシンプルな形は、ゲノムの欠損部を、新しいコピーで置き換えられることだ。遺伝子治療が進化している話で、最も興味深い部分は、脳から遺伝情報を運ぶベクターとしてウイルスを用いることであった。ウイルスは不活性化され、安全に用いることができ、彼らは遺伝物質または神経栄養因子をタグ付けすることができる。神経栄養因子は、脳細胞の生存、発達、適切な機能化を誘発するタンパク質の一種である。

パーキンソン病患者における遺伝子治療または神経栄養因子の治験には 3 つの主なものがある。第 1 の治験はアミノ酸脱炭酸酵素を供給することを目的としたもので、Avigen 社がスポンサーとなった。脳の酵素である、アミノ酸脱炭酸酵素は、レボドパ（メネシットやマドパー）のようなドパミン補充薬

の効果を強化する。この治療は運動症状の改善し、薬剤投与量を減らして、副作用を減らすことを目的とした。最初の研究において、いくらかの軽度の改善があったことが示されたが、その治療効果はその予想された範囲よりも少なかった。しかし、それは安全であることは確かに証明された[112]。

もう一つの大きな治験は、脳内でドパミン細胞を修復して、助けるかもしれないタンパク質、ニュートリンを供給する[113]。Ceregene 社がニュートリンを提供した。ニュートリンはグリア細胞から由来する神経栄養因子（GDNF）と同じタンパク質ファミリーに属し、GDNF は Amgen がスポンサーとなり、最近公表されたパーキンソン病のもう一つの遺伝子治療の治験だが、期待外れの結果であった。ニュートリン試験は、GDNF 試験の様に芳しくない結果であったが、研究者らはニュートリンを最適でない場所に挿入したからだと信じていて、現在、再試験をしている。

グルタミン酸デカルボキシラーゼ（GAD）と呼ばれる酵素に焦点を合わせた最後の遺伝子治療の治験は、Neurologix がスポンサーとなった。コーネル大学のマイケル・カプリットとマット・ダーリングらは、2007 年にランセット誌で、「パーキンソン病の GAD 遺伝子を輸送するアデノ随伴ウイルス（AAV）による遺伝子治療の安全性および忍容性：非盲検第一相試験」を報告した。

視床下核（STN）は、淡蒼球と呼ばれる脳のもう一つの構造に向かって、グルタミン酸塩という化学物質を放出する脳構造である。多くの治療方式が、この STN 領域から出力を制御し、ニューロモジュレーションすることに焦点を合わせている。そのようなアプローチのひとつに、リードを脳に挿入して電気をあたえ、STN から放射している発射パターンを変えるものがある（深部脳刺激法）。カプリットらは、STN を化学的に興奮性の神経核から、化学的に抑制性の核に変えると

いう、遺伝子治療を用いた別の革新的なアプローチを開発した。

彼らが提唱して、やったことは、非常に巧妙だった。彼らは、「グルタミン酸脱炭酸酵素（GAD）遺伝子をもったアデノ随伴ウイルス（AAV）をパーキンソン病患者のSTNに転写する」ことの安全性、忍容性、予備効果を測定した。元の研究は11例の患者だけで、そのグループは典型的には脳深部刺激療法をすることを選ばれる患者（パーキンソン病の薬剤関連の運動症状のオン／オフ変動があり、認知機能障害は軽度で、70歳未満）に類似していた。その最も重要な結果は、遺伝子治療に関連した有害事象がなかったということであった。患者の運動スコアに有意な改善も見られたが、その結果は世界がこの分野に揺るがすほどには重大ではなかった。

より長期の追跡調査が必要であるが、運動スコアの変化の量は、脳深部刺激療法で認められたのと同じであった。脳深部脳刺激療法は似たような患者群において優れた有益性を提供しているので、多くの専門家は遺伝子治療が越えなければならない「障壁」は高いと考えている。予備試験の分析項目での有益性は、脳深部刺激療法と同様に主に運動機能であり、非運動機能またはレボドパ非反応性症状（うつ、睡眠、歩行、バランス、コミュニケーションなど）の領域ではなかった。神経核の興奮性機能を抑制性機能に変えることが学習に影響を及ぼすかどうかは誰もわからないが、だからこそ、注意深い経過観察が必要である。[114, 115, 116].

カプリットの研究で最も重要な発見は、遺伝子治療がパーキンソン病の患者でうまく行われたことで、この成功は将来の遺伝子療法ならびに併用療法（幹細胞プラス遺伝子、遺伝子プラス薬剤、遺伝子プラス脳深部刺激療法）への希望の扉をあけるものであった。

3つの公表された遺伝子と栄養因子のウイルス治療のアプローチは、パーキンソン病の障害となる症状に対処するうまいやり方である。しかし、遺伝子治療が治癒をもたらすために、何が必要だろうか？最終的に、私たちは、このアプローチで扱うべき患者のターゲットと種類をより理解する必要がある。パーキンソン病の進行を修飾し、抑えるためのターゲットを必要とし、そして、効果に違いを出すためには、病気が十分に初期の時点で、遺伝子や栄養因子を導入する必要がある。

低分子干渉 RNA 法

小分子干渉リボ核酸（RNA）（siRNA として知られている）は、特定の遺伝子の発現を阻害したり促進したりすることができる二本鎖 RNA 分子の一種である。その干渉テクニックは、特有の遺伝子の機能を同定したり、さらに薬物療法のためのターゲットを開発するのに用いたりすることができる。あなたの体の遺伝コードは、アデニン、グアニン、シトシン、チミンといった、4つのヌクレオチド（DNA と RNA を作る分子）から成り立っている。これらの4つのヌクレオチドは慎重に並べられ、それらは RNA と呼ばれるものに転写される。それから、RNA は転写され、体のタンパク質を作るために読み込まれる。siRNA の技術は、DNA の発現を変えるために RNA の二本鎖を使用する方法として設計された。

siRNA の技術はロンドンのデイビッド・ボールコームの研究室で最初に報告され、彼らは植物の遺伝子接合に焦点を定めていた。ボールコームは、この技術がどれだけ重要になるか全くわからなかった。後に、トーマス・トゥッシェルが、ネイチャー誌に、この技術を哺乳類に導入した論文を公表し、その中で、この分野における有望な新しい治療ツールが得られたと紹介した。今日、この技術は全ての病気の多くで適用できることが大いに期待されている。加齢黄斑変性、エボラウイルスなど、その他の病気を治療するために siRNA を使用しようという試みが、最近あったが、現在まで、この技術は人間の生体環境内で確実なものであるとは証明されておらず、

問題は siRNA の導入によっておこる免疫応答（つまり、自分の免疫が自分の体を攻撃する）であった。

興味深いことに、加齢黄斑変性においては、siRNAs は、脈管形成因子として知られている血管の成長にとって重要な遺伝子をノックダウンするように設計されていた。研究者たちは、遺伝子に対する直接的な効果のためではなく、むしろ体の自己免疫応答により、siRNA が有効であったことを発見した。この要素を考慮に入れて将来の試験を行う必要がある。

エボラでは、予備試験結果はより劇的で、はるかに有望であった。ボストン大学の研究者たちは、siRNA を用いた技術は、この恐ろしいウイルスの最初の治療であると証明されるかもしれないと信じている。霊長類での予備試験は期待できる結果であり、次のエボラの大流行に適用されるときに、うまくいくかどうか興味深い[117, 118, 119]。

しかし、siRNA をパーキンソン病の治療に適応するのは、挑戦的であることが分かった。siRNA がパーキンソン病でアルファ・シヌクレインの過剰発現の原因となる遺伝子を対象として用いられたとき、予想された確固たる有効性がみられなかった。siRNA は、どんな方法で治療を提供するのが最善か、どんなターゲットに狙いを定めるべきか、ターゲット以外の、予想外で予期しない副作用などで、パーキンソン病研究者を困らせた。研究者が siRNA 治療を制御するためのより望ましい方法を考案することができたなら、それは遺伝性パーキンソン病ための非常に強力な対症療法や、根治治療にさえなるかもしれない。

オプトジェネティクス（光遺伝学）によるアプローチ
私たちの世代で最も有名な科学者の 1 人である、フランシス・クリックは、ヒト DNA の特徴として現在知られている二重螺旋構造を発表した（彼は、同僚のジェイムス・ワトソンと 1953 年にこの発見を公表した）。1970 年代に、クリック

は、サイエンティフィック・アメリカン誌で、ヒト細胞を制御する光の使用を含む、将来発見して欲しいものリストを議論した。光科学と光線療法は、両者とも「おかしいし、不自然だ」と思われていた。しかし、21世紀前半の最近の発見は、この視点を劇的に変えた。何人かの非常に賢い科学者のおかげで、オプトジェネティクス（光遺伝学）と呼ばれる新しい分野が生まれ、それがパーキンソン病の科学おいても、近年、最も重要な領域の1つに発展した。

オプトジェネティクスとは何か？「オプト」は、脳細胞の興奮を最終的に調整するチャネルまたは酵素を活性化するために脳に光をあてることを意味する。その技術は独特で、脳のもともとの細胞発火パターンを加えたり、削除したりすることができる。さらに、脳細胞の発火は、正確にミリ秒間隔で操作することができる。その光ファイバー光源は頭蓋骨の上もしくは脳深部にいれることができる。

オプトジェネティクスの遺伝学の部分は、脳に遺伝子を発現させるために、単純ウイルスキャリアシステムを利用する。これらの遺伝子の発現で最も重要なものはオプシンであり、それは光でスイッチをオンにすることができる構造の1つである。この技術のために使われる最も知られているオプシンは、チャネルロドプシン-2である。このオプシンは、科学者によって藻に由来するシステムから発見された。遺伝子変異（オプシン）が挿入されたところに光を照射することによって、科学者は脳の内なる会話である、細胞発火を徹底的に調べることができる。この技術によって、研究者は、過去の古典的遺伝子操作モデル動物に戻って、より特異性のある実験をすることができた。

オプトジェネティクスのパイオニアグループの、スタンフォード大学の、アレクセイ・クラヴィッツらは、ネイチャー・メディスン誌で、パーキンソン病に関する重要な論文を発表した[120]。著者らは、オプトジェネティクスによって、パー

キンソン症候群のモデル動物を良くすることも悪くすることもできたと証明した。研究者らは、安定した基底核の直接および間接経路をうまく処理した単純な実験をした。それはパーキンソン病の発生に関係しているとされる有名な容疑者である。その著者は以下こと報告した：
「マウスでチャネルロドプシン２のウイルス発現によって、中型有棘神経細胞の直接および間接的経路細胞を光制御することができた。間接経路の中型有棘神経細胞の興奮は、パーキンソン病状態、つまり、すくみ、運動緩慢、歩行障害を引き起こし、直接経路の中型有棘神経細胞の興奮は、すくみと、歩行障害を減らした。」
このネイチャー誌の１か月前、ウェイクフォレスト大学のバスらは、ドパミン放出を制御する光遺伝学的アプローチを発表した[121]。これらの論文の発表以降、パーキンソン病における研究が急増したのだ。

こうして、光と遺伝学を用いて脳回路を活性化することは、SFの夢から現実へと発展した。その技術はおそらく次の10年の間洗練され、最終的にパーキンソン病原因となる病気の過程の重要な手掛かりを解明する可能性が相当高い。オプトジェネィクスは、さらに、新しい治療への可能性も広げるかもしれない。その技術は、この神経変性疾患に光を照らすと思われるが、この技術が、病気の治癒に用いられるのか、また、幹細胞やその他の治療法と併用されるのかどうかはまだわからない。私たちはチャネルロドプシン-2がパーキンソン病の脳で、うまくいけば強力な対症療法としてターゲットの特異的な細胞に挿入されるということも、近い将来あるかもしれない。さらに、オプトジェネィクスの発見者、カール・ダイスロスがいつかノーベル賞を授与されることもありそうだ。

蛋白と蛋白変性経路を治療対象とする
科学者は、パーキンソン病に至る経路を神経変性のカスケードとしてまとめて言及した。非常に簡単に言うと、脳は、日

常的な機能を果たすために、タンパク質を処理しなければならない。変性カスケードを通じてタンパク質はユビキチンと呼ばれる物質にタグをつけられ、そして、プロテオソームと呼ばれる脳のゴミ処理装置に送られる。この過程で、タンパク質はミスフォールドし、凝集し、積み上がる。トップ研究者の一部は、単に神経変性カスケードを対象として、ミスフォールデイングと凝集が始まる前に、それを変えることが、1つの治癒戦略となる可能性があると考えている。この問題に取り組むための、いくつかの化合物と遺伝子治療によるアプローチが、現在進行中である。

ハイコンテント・薬剤スクリーニングアプローチ
細胞生物学と遺伝学に基づいたパーキンソン病に関する理解の進歩は、高効率な薬のスクリーニングを現実のものとした。この技術が機能する方法は、驚くほど単純である。研究者は、関心のある特定の細胞、タンパク質、遺伝子、要素を特定し、それから、マイクロタイター・プレートを使用する。このプレートはウェルと呼ばれる何千もの小さいくぼみがあり、ウェルはパーキンソン病研究者によって選ばれた要素で満たされる。続いて、ロボットが候補となる薬剤をそれぞれのウェルに投与される。これらの薬剤の多くは、すでに、他の用途のためにFDAによって承認されているので、効果が見られればすぐに患者に用いることができる。研究者は、「当たり」の陽性反応を示している組合せを探していくのだ。近代オートメーション化したシステムをもちいた高処理薬物スクリーニングは、パーキンソン病薬を捜す作業をより早く、効率的なものにするに違いない。

しかし、このアプローチには問題がいくつかある。第一に、単に「当たり」がでただけでは、それがパーキンソン病患者における安全かつ有効な治療になることを意味しない。第2に、臨床的試験でそれぞれのパーキンソン病薬を検査するには、何千もの患者と何千万ドルのお金が必要となる。最後に、個々の「当たり」はパーキンソン病の特定の遺伝性や、

その他の型のパーキンソン病に特異性がある場合があり、パーキンソン症状の全てに適用できなるとは限らないかもしれない。高処理スクリーニングのための1つの大きな挑戦は、適切で、可能性が高いパーキンソン病薬をすみやかに市場にもたらす効率的なパイプライン・システムをつくることである。

パーキンソン病における神経保護トライアル
パーキンソン病の神経保護探索トライアル（NET-PD）は、アメリカ国立衛生研究所によって何年も前に、パーキンソン病の有望な治療法を見つけるため検査センターの共同事業として紹介された概念だ。私の同僚で親友のラモン・ロドリゲス医師は、フロリダ大学でその1つを運営していて、その過程がどうなっているか教えてくれた。NET-PDは、病気の進行を遅くするための薬理学的アプローチを評価するようにデザインされた。現在まで、その共同事業ではコエンザイムQ10、GPi-1485、ミノサイクリン、クレアチンを検査する努力してきた。これらの4つの化合物はそれぞれ、パーキンソン病で有効性があるかの裏付け研究が大量に行われた。

現在まで、クレアチンだけが、研究が進行中で、結論が出ていないため、疾患修飾性アプローチの可能性が残っている。このアプローチの1つの大きな批判は、薬が、潜在的リスク、有益性、科学的なデータを考慮して、専門家の合意によって選択されるということで、事実からはほど遠い。このアプローチに費やされるコストは実質的に何千万ドルにもおよび、費用対効果が少ない。薬剤がNET-PDや製薬会社による試験によって見つかるためには、この分野において、パーキンソン病パイプライン・システムにおける薬剤開発の過程を洗練する必要がある。

パーキンソン病ワクチン
あるパーキンソン病の新しい治療法が、最近患者での試験に入った。そのオーストリアの社AFFiRiS社は、パーキンソン

病進行を止めるためのワクチンの2年間の臨床的試験を開始した。

パーキンソン病は、アルファ・シヌクレインという脳蛋白質の沈着を伴う神経変性を来たす。パーキンソン病が進行するにつれて、このタンパク質は凝集して、全体に脳を広がるようである。多くの専門家は、パーキンソン病における脳のダメージの多くは脳におけるこのタンパク沈着の過程と消去の失敗によると信じている。

パーキンソンのワクチンを支持しているそのアイデアは、単純である。患者は α-シヌクレインに対する免疫系反応を刺激する4つの注射を受けることにより、抗体が増加し、悪い脳タンパク質を攻撃し、最終的にそれらを消し去ることが期待できる。32例のパーキンソン病患者が、PD01A プロジェクトと呼ばれる2年間の安全性及び忍容性の研究に参加した。その研究は、パーキンソン病の病気の進行を修飾することを意図し、現在ウィーンで進行中だ。

すべての専門家がこれらの脳蛋白質の除去が、臨床的に意味のある変化と病気の進行を修飾することになると考えているというわけではない。さらに、アルツハイマー病患者でタウ・タンパク質を除去する試みで、数人の患者が重篤な髄膜脳炎を合併したため、重大な安全の懸念がうまれ、AN1792 というワクチンの研究が中断に至ったことが広く公表されているを知っておいてほしい。

患者がワクチンは、まだ、まさしく実験初期の段階であるということを知っておくべきだが、アイデアは斬新で、そのアプローチは有望だ。ワクチンが臨床的治験の次の相へうつる前に、安全性、忍容性と臨床的有効性が示される必要がある。その希望は、パーキンソン病関連の脳蛋白質を消去することが病気の修飾になるということである。同様のアプローチは、

アルツハイマー病、糖尿病、動脈硬化症などの他の病気においても研究されている。

新しい治療はあなたの通う外来でも可能になるかもしれないパーキンソン病の機能障害をおこす症状に対処には多くの有望な方法がある。刺激的な治療的な進歩は、最近わずか数年で導入され、洗練されてきた。この世代の科学者と臨床医の創造力と臨機応変さは、新しい治療法へ私たちを導き続けるだろう。あなたにも、臨床治験が計画された際には、新しい治療を受ける資格があるかもしれない。外来に受診するたびに、新しい、わくわくするような、有望なものはないか、あなたの主治医に尋ねよう。あなたは臨床的治験に参加したいかどうかを考えてみましょう、そして、この病気と戦うために、より良い治療法とより創造的なアプローチへ向かうきわめて重要なムーブメントを起こしましょう。

第9の秘密：常に新しい治療法についてたずねよう

＊ ＊ ＊

第１０章： 幸福と有意義な人生への希望に火をつける

私は、何千人ものパーキンソン病患者の人生を共有できて誇りに思っている。私の進む道は、パーキンソン病患者との多くの関わりを通して非常に明確となっている。彼らの問題は、私の問題となった。私は、彼らが十分に意味のある人生の機会がえられるように、彼らの心配と懸念から保護することが私の仕事だと知っている。

パーキンソン病患者の旅は、希望が燃料であり、最終的に彼らに幸福へと導くのも希望であるということも分かった。時には困難な旅を終わりまで照らし続けるのは希望である。一般公衆には、ルー・ゲーリッグ病やアルツハイマー病とパーキンソン病を混同する場合があるが、私たちは、パーキンソン病の患者に、それらの病気とは非常に異なり、平均して、長く健康的な人生を送る可能性が高いことを伝えなければならない。幸福への希望に火をつけるヒントには、以下のものがある：

- 病気によって定義されない。

- コア・バリューを持ち、育てる

- 家族と友人を受け入れる。

- あなたがどんな人になりたいかというビジョンを持ち、そのビジョンを生きる。

- パーキンソン病や他の慢性疾患の患者や家族と旅を共有する。

- 薬と、そのタイミング、副作用を知る。

- 毎日運動し、予定外の入院の準備をしておく。

- 共感できる医師を選ぶ。

- 少なくとも年1回パーキンソン病専門の学際的チーム（理学療法、作業療法、臨床心理士、精神科医、言語/嚥下療法士、ソーシャル・ワーカーを含む）を受診する。

- 脳を手術して、電気刺激することは、いつか、病気の症状の改善に役だつ場合があることを知っておく。

- 新しい薬、手術、行動治療について頻繁に尋ねる。

- 病気に対する対症療法を最大化し、根治治療の検索で必要以上に消耗しない。

- お金のためにあなたの希望を乗っ取ろうとする人々（グルタチオン療法、キレーション、幹細胞治療での課金、奇跡的治癒療法など）に注意する。

希望は、宗教や政治的な立場に関係なく、パーキンソン病と戦うために使用できる最も強力な武器だ。

あなたは、michaelokunmd@gmail.comで、著者と直接連絡を取ることができ、この本に関してや本をより良くするためのどんなコメントでもお待ちしております。この本のホームページ（http://www.parkinsonsecrets.com）には、患者と家族が自由に読めるパーキンソン病治療の最新ヒントを載せていて、ホームページには非英語版の翻訳者の略歴も載っています。

用語集：
ベンゼラジド／レボドパ（マドパー）- ヨーロッパやその他の地域で使用されるドパミン補充薬の一つ

カルビドパ／レボドパ（シネメット／メネシット）- 米国やその他の地域で使用されるドパミン補充薬の一つ

ドパミン作動薬- 単なるドパミン補充療法（メネシット／マドパー）と異なり、ドパミン作動薬は脳内のドパミン受容体を刺激する。主なドパミン作動薬にはプラミペキソール（ミラペックス）、ロピニロール（レキップ）、カベルゴリンなどがある。

ドパミン調節異常症- メネシットやマドパー、ペルゴリド（ペルマックス）、ロチゴチン（ニュープロ）を渇望する物中毒様の疾患。ロチゴチンはパッチ製剤。

モノアミン酸化酵素 B 阻害剤（MAOBI）- ドパミンの分解を阻害することによって機能するパーキンソン病の治療薬。ドパミンの分解を阻害することによって機能するパーキンソン病の治療薬。主なものには、普通のセレギリン、水溶性（ゼラパー・ザイデス）、アジレクト（ラサギリン）がある。

MAO-B 阻害剤は、パーキンソン病では低用量の使用であれば、その他の薬剤と併用しても、比較的安全なである。薬物相互作用が多いのは MAO-A 阻害剤であるが、MAO-A 阻害剤は、パーキンソン病でめったに使われない。

衝動制御障害- 典型的にはドパミン作動薬使用に伴う行動問題（むちゃ食い、ギャンブル、過剰性行動や、その他の不適切行動）

レビー小体- アルファ・シヌクレインを含む蛋白沈着。この沈着は、パーキンソン病の病理学的特徴である。

パンディング- 反復性の機械的な作業をしつづける強迫行動。

* * *

翻訳版著訳者：

英語- Michael S. Okun, M.D.
ポルトガル語- Marianna Moscovich, M.D.
スペイン語- Daniel Martinez, M.D.
中国語- Yun Peng, M.D.
日本語- Genko Oyama, M.D., Ph.D.
フィリピン語- Criscley Go, M.D.
韓国語- Ho-Won Lee, M.D.
アラビア語- Omar Alsanaidi, M.D.
スウェーデン語- Beata Ferencz, M.Sc.
ハンガリー後-
ドイツ語- Christine Daniels, M.D.
ウルドゥー語- Mustafa Siddiqui, M.D.
タイ語- Natlada Limotai, M.D.
インドネシア語- Frandy Susatia, M.D.
フランス語- Nadira AitSahlia, M.D.
ヒンディー語（インド）- Shankar Kulkarni, PhD.
マラーティー語（インド）- Aparna Shukla, M.D.
テルグ語（インド）- Ashok Sriram, M.D.
タミル語（インド）- Vinata Vedam-Mai, PhD.
イタリア語- Marco Sassi, M.D.
ベンガル語- Maria Hack
ロシア語- Mindaugas Bazys, M.D.
オランダ語- Peggy Spauwen, M.Sc.
ポーランド語- Emila Sitek, M.D., Jaroslaw Slawek, M.D.

* * *

参考文献

1.   Wang, S.-C., Lu Xun, a Biography1984: Foreign Languages Press.

2.   Steinbeck, J., Travels with Charley in Search of America. Penguin Classic2012: Penguin.

3.   Bhalla, S., Quotes of Gandhi1995: UBS Publishers Distributors.

4.   Dorsey, E.R., et al., Projected number of people with Parkinson disease in the most populous nations, 2005 through 2030. Neurology, 2007. 68(5): p. 384-6.

5.   Dungy, T., The Mentor Leader: Secrets to Building People and Teams That Win Consistently2010: Tyndale Momentum.

6.   From James Parkinson to Friederich Lewy: leaving landmarks for further research journeys. Funct Neurol, 2003. 18(2): p. 63-4.

7.   Holdorff, B., Friedrich Heinrich Lewy (1885-1950) and his work. J Hist Neurosci, 2002. 11(1): p. 19-28.

8.   Paterniti, M., Driving Mr. Albert: A Trip Across America with Einstein's Brain2001: Dial Press.

9.   Abelson, J.N., Simon, M.I., Wetzel, R., Amyloid, Proteins, Prions, and Other Aggregates. Vol. 309. 1999: Academic Press.

10.   Braak, E. and H. Braak, Silver staining method for demonstrating Lewy bodies in Parkinson's disease and argyrophilic oligodendrocytes in multiple system atrophy. J Neurosci Methods, 1999. 87(1): p. 111-5.

11.   Braak, H. and E. Braak, Pathoanatomy of Parkinson's disease. J Neurol, 2000. 247 Suppl 2: p. II3-10.

12.   Braak, H., et al., Pattern of brain destruction in Parkinson's and Alzheimer's diseases. J Neural Transm, 1996. 103(4): p. 455-90.

13.   Takahashi, H., [Pathology of neurodegenerative diseases: with special reference to Parkinson's disease and amyotrophic lateral sclerosis]. Rinsho Shinkeigaku, 2002. 42(11): p. 1085-7.

14.   Cooper, J.M.J., Woodrow Wilson: A Biography2011: Vintage First Edition.

15.   Carp, L., George Gershwin-illustrious American composer: his fatal glioblastoma. Am J Surg Pathol, 1979. 3(5): p. 473-8.

16. Ljunggren, B., The case of George Gershwin. Neurosurgery, 1982. 10(6 Pt 1): p. 733-6.

17. Parent, M. and A. Parent, Substantia nigra and Parkinson's disease: a brief history of their long and intimate relationship. Can J Neurol Sci, 2010. 37(3): p. 313-9.

18.   Finger, S., Origins of Neuroscience: A History into Explanations into Brain Function2001: Oxford University Press.

19.   Okun, M.S., Fernandez, H.H., Ask the Doctor About Parkinson's Disease2009: Demos Health.

20. Jin, D.Z., N. Fujii, and A.M. Graybiel, Neural representation of time in cortico-basal ganglia circuits. Proc Natl Acad Sci U S A, 2009. 106(45): p. 19156-61.

21. Sacks, O., Awakenings1999: Vintage.

22. Langston, J.W., The Case of the Frozen Addict1996: Vintage.

23. Stegemoller, E.L., T. Simuni, and C. MacKinnon, Effect of movement frequency on repetitive finger movements in patients with Parkinson's disease. Mov Disord, 2009. 24(8): p. 1162-9.

24. Stegemoller, E.L., T. Simuni, and C.D. Mackinnon, The effects of Parkinson's disease and age on syncopated finger movements. Brain Res, 2009. 1290: p. 12-20.

25. Benabid, A.L., [Stimulation therapies for Parkinson's disease: over the past two decades]. Bull Acad Natl Med, 2010. 194(7): p. 1273-86.

26. Benabid, A.L., et al., Long-term electrical inhibition of deep brain targets in movement disorders. Mov Disord, 1998. 13 Suppl 3: p. 119-25.

27. Benabid, A.L., et al., Chronic VIM thalamic stimulation in Parkinson's disease, essential tremor and extra-pyramidal dyskinesias. Acta Neurochir Suppl (Wien), 1993. 58: p. 39-44.

28. Benabid, A.L., J.F. Le Bas, and P. Pollak, [Therapeutic and physiopathological contribution of electric stimulation of deep brain structures in Parkinson's disease]. Bull Acad Natl Med, 2003. 187(2): p. 305-19; discussion 319-22.

29. Benazzouz, A. and M. Hallett, Mechanism of action of deep brain stimulation. Neurology, 2000. 55(12 Suppl 6): p. S13-6.

30.	Lozano, A.M., et al., Deep brain stimulation for Parkinson's disease: disrupting the disruption. Lancet Neurol, 2002. 1(4): p. 225-31.

31.	Lozano, A.M. and H. Eltahawy, How does DBS work? Suppl Clin Neurophysiol, 2004. 57: p. 733-6.

32.	McIntyre, C.C., et al., Uncovering the mechanism(s) of action of deep brain stimulation: activation, inhibition, or both. Clin Neurophysiol, 2004. 115(6): p. 1239-48.

33.	McIntyre, C.C., et al., How does deep brain stimulation work? Present understanding and future questions. J Clin Neurophysiol, 2004. 21(1): p. 40-50.

34.	Okun, M.S., Deep-brain stimulation for Parkinson's disease. N Engl J Med, 2012. 367(16): p. 1529-38.

35.	Lee, K.H., et al., Emerging techniques for elucidating mechanism of action of deep brain stimulation. Conf Proc IEEE Eng Med Biol Soc, 2011. 2011: p. 677-80.

36.	Lee, K.H., et al., High frequency stimulation abolishes thalamic network oscillations: an electrophysiological and computational analysis. J Neural Eng, 2011. 8(4): p. 046001.

37.	Vedam-Mai, V., et al., Deep brain stimulation and the role of astrocytes. Mol Psychiatry, 2012. 17(2): p. 124-31, 115.

38.	Steindler, D.A., M.S. Okun, and B. Scheffler, Stem cell pathologies and neurological disease. Mod Pathol, 2012. 25(2): p. 157-62.

39.	Wang, S., et al., Neurogenic potential of progenitor cells isolated from postmortem human Parkinsonian brains. Brain Res, 2012. 1464: p. 61-72.

40.	Okun, M.S. and K.D. Foote, Parkinson's disease DBS: what, when, who and why? The time has come to tailor DBS targets. Expert Rev Neurother, 2010. 10(12): p. 1847-57.

41.	Oyama, G., et al., Selection of deep brain stimulation candidates in private neurology practices: referral may be simpler than a computerized triage system. Neuromodulation, 2012. 15(3): p. 246-50; discussion 250.

42.	Okun, M.S., et al., Development and initial validation of a screening tool for Parkinson disease surgical candidates. Neurology, 2004. 63(1): p. 161-3.

43.	Alexander, G.E., M.D. Crutcher, and M.R. DeLong, Basal ganglia-thalamocortical circuits: parallel substrates for motor, oculomotor, "prefrontal" and "limbic" functions. Prog Brain Res, 1990. 85: p. 119-46.

44.   Alexander, G.E., M.R. DeLong, and P.L. Strick, Parallel organization of functionally segregated circuits linking basal ganglia and cortex. Annu Rev Neurosci, 1986. 9: p. 357-81.

45.   DeLong, M. and T. Wichmann, Deep brain stimulation for movement and other neurologic disorders. Ann N Y Acad Sci, 2012. 1265: p. 1-8.

46.   DeLong, M.R., et al., Role of basal ganglia in limb movements. Hum Neurobiol, 1984. 2(4): p. 235-44.

47.   Delong, M.R., et al., Functional organization of the basal ganglia: contributions of single-cell recording studies. Ciba Found Symp, 1984. 107: p. 64-82.

48.   Goetz, C.G., The history of Parkinson's disease: early clinical descriptions and neurological therapies. Cold Spring Harb Perspect Med, 2011. 1(1): p. a008862.

49.   Kempster, P.A., B. Hurwitz, and A.J. Lees, A new look at James Parkinson's Essay on the Shaking Palsy. Neurology, 2007. 69(5): p. 482-5.

50.   Williams, D.R., James Parkinson's London. Mov Disord, 2007. 22(13): p. 1857-9.

51.   Aarsland, D., et al., Depression in Parkinson disease--epidemiology, mechanisms and management. Nat Rev Neurol, 2012. 8(1): p. 35-47.

52.   Gallagher, D.A. and A. Schrag, Psychosis, apathy, depression and anxiety in Parkinson's disease. Neurobiol Dis, 2012. 46(3): p. 581-9.

53.   Tan, L.C., Mood disorders in Parkinson's disease. Parkinsonism Relat Disord, 2012. 18 Suppl 1: p. S74-6.

54.   Aarsland, D., L. Marsh, and A. Schrag, Neuropsychiatric symptoms in Parkinson's disease. Mov Disord, 2009. 24(15): p. 2175-86.

55.   Marsh, L., et al., Provisional diagnostic criteria for depression in Parkinson's disease: report of an NINDS/NIMH Work Group. Mov Disord, 2006. 21(2): p. 148-58.

56.   Marsh, L., et al., Psychiatric comorbidities in patients with Parkinson disease and psychosis. Neurology, 2004. 63(2): p. 293-300.

57.   Pontone, G.M., et al., Prevalence of anxiety disorders and anxiety subtypes in patients with Parkinson's disease. Mov Disord, 2009. 24(9): p. 1333-8.

58.   Pontone, G.M., et al., Anxiety and self-perceived health status in Parkinson's disease. Parkinsonism Relat Disord, 2011. 17(4): p. 249-54.

59.   Kirsch-Darrow, L., et al., Dissociating apathy and depression in Parkinson disease. Neurology, 2006. 67(1): p. 33-8.

60.   Postuma, R.B., et al., Identifying prodromal Parkinson's disease: pre-motor disorders in Parkinson's disease. Mov Disord, 2012. 27(5): p. 617-26.

61.   Postuma, R.B., J.F. Gagnon, and J.Y. Montplaisir, REM sleep behavior disorder: from dreams to neurodegeneration. Neurobiol Dis, 2012. 46(3): p. 553-8.

62.   Schulte, E.C. and J. Winkelmann, When Parkinson's disease patients go to sleep: specific sleep disturbances related to Parkinson's disease. J Neurol, 2011. 258(Suppl 2): p. S328-35.

63.   Suzuki, K., et al., [Sleep disturbances in patients with Parkinson disease]. Brain Nerve, 2012. 64(4): p. 342-55.

64.   Barbeau, A., H. Mars, and L. Gillo-Joffroy, Adverse clinical side effects of levodopa therapy. Contemp Neurol Ser, 1971. 8: p. 203-37.

65.   Barbeau, A., et al., Levodopa combined with peripheral decarboxylase inhibition in Parkinson's disease. Can Med Assoc J, 1972. 106(11): p. 1169-74.

66.   Barbeau, A., Editorial: Long-term assessment of levodopa therapy in Parkinson's disease. Can Med Assoc J, 1975. 112(12): p. 1379-80.

67.   Barbeau, A., High-level levodopa therapy in Parkinson's disease: five years later. Trans Am Neurol Assoc, 1974. 99: p. 160-3.

68.   Barbeau, A., [The use of levodopa in diseases other than Parkinsonism]. Union Med Can, 1972. 101(5): p. 849-52.

69.   Friedman, J.H., Punding on levodopa. Biol Psychiatry, 1994. 36(5): p. 350-1.

70.   Fernandez, H.H. and J.H. Friedman, Punding on L-dopa. Mov Disord, 1999. 14(5): p. 836-8.

71.   Hammond, C.J., H.H. Fernandez, and M.S. Okun, Reflections: neurology and the humanities. A punder in Catch-22. Neurology, 2009. 72(6): p. 574-5.

72.   Heller, J., Catch-221961: Simon and Schuster.

73.   Giovannoni, G., et al., Hedonistic homeostatic dysregulation in patients with Parkinson's disease on dopamine replacement therapies. J Neurol Neurosurg Psychiatry, 2000. 68(4): p. 423-8.

74.   LeWitt, P.A., J. Dubow, and C. Singer, Is levodopa toxic? Insights from a brain bank. Neurology, 2011. 77(15): p. 1414-5.

75.   Parkkinen, L., et al., Does levodopa accelerate the pathologic process in Parkinson disease brain? Neurology, 2011. 77(15): p. 1420-6.

76.   Fahn, S., et al., Levodopa and the progression of Parkinson's disease. N Engl J Med, 2004. 351(24): p. 2498-508.

77.   Okun, M.S., et al., Piloting the NPF data-driven quality improvement initiative. Parkinsonism Relat Disord, 2010. 16(8): p. 517-21.

78.   Voon, V. and S.H. Fox, Medication-related impulse control and repetitive behaviors in Parkinson disease. Arch Neurol, 2007. 64(8): p. 1089-96.

79.   Voon, V., et al., Impulse control disorders in Parkinson disease: a multicenter case--control study. Ann Neurol, 2011. 69(6): p. 986-96.

80.   Weintraub, D., Dopamine and impulse control disorders in Parkinson's disease. Ann Neurol, 2008. 64 Suppl 2: p. S93-100.

81.   Weintraub, D., et al., Impulse control disorders in Parkinson disease: a cross-sectional study of 3090 patients. Arch Neurol, 2010. 67(5): p. 589-95.

82.   Weintraub, D., et al., Association of dopamine agonist use with impulse control disorders in Parkinson disease. Arch Neurol, 2006. 63(7): p. 969-73.

83.   Shapiro, M.A., et al., The four As associated with pathological Parkinson disease gamblers: anxiety, anger, age, and agonists. Neuropsychiatr Dis Treat, 2007. 3(1): p. 161-7.

84. Limotai, N., et al., Addiction-like manifestations and Parkinson's disease: a large single center 9-year experience. Int J Neurosci, 2012. 122(3): p. 145-53.

85. Rabinak, C.A. and M.J. Nirenberg, Dopamine agonist withdrawal syndrome in Parkinson disease. Arch Neurol, 2010. 67(1): p. 58-63.

86. Moum, S.J., et al., Effects of STN and GPi deep brain stimulation on impulse control disorders and dopamine dysregulation syndrome. PLoS One, 2012. 7(1): p. e29768.

87. Lhommee, E., et al., Subthalamic stimulation in Parkinson's disease: restoring the balance of motivated behaviours. Brain, 2012. 135(Pt 5): p. 1463-77.

88. Zigmond, M.J., et al., Neurorestoration by physical exercise: moving forward. Parkinsonism Relat Disord, 2012. 18 Suppl 1: p. S147-50.

89. Smith, A.D. and M.J. Zigmond, Can the brain be protected through exercise? Lessons from an animal model of parkinsonism. Exp Neurol, 2003. 184(1): p. 31-9.

90. Petzinger, G.M., et al., Enhancing neuroplasticity in the basal ganglia: the role of exercise in Parkinson's disease. Mov Disord, 2010. 25 Suppl 1: p. S141-5.

91. Fisher, B., Intervention that challenges the nervous system confronts the challenge of real-world clinical practice. J Neurol Phys Ther, 2011. 35(3): p. 148-9.

92. Corcos, D.M., C.L. Comella, and C.G. Goetz, Tai chi for patients with Parkinson's disease. N Engl J Med, 2012. 366(18): p. 1737-8; author reply 1738.

93. Hass, C.J., et al., Progressive resistance training improves gait initiation in individuals with Parkinson's disease. Gait Posture, 2012. 35(4): p. 669-73.

94. Snijders, A.H., et al., Bicycling breaks the ice for freezers of gait. Mov Disord, 2011. 26(3): p. 367-71.

95. Snijders, A.H., M. van Kesteren, and B.R. Bloem, Cycling is less affected than walking in freezers of gait. J Neurol Neurosurg Psychiatry, 2012. 83(5): p. 575-6.

96. Alberts, J.L., et al., It is not about the bike, it is about the pedaling: forced exercise and Parkinson's disease. Exerc Sport Sci Rev, 2011. 39(4): p. 177-86.

97. Ahlskog, J.E., Does vigorous exercise have a neuroprotective effect in Parkinson disease? Neurology, 2011. 77(3): p. 288-94.

98. Keus, S.H., et al., The ParkinsonNet trial: design and baseline characteristics. Mov Disord, 2010. 25(7): p. 830-7.

99. Keus, S.H., et al., Improving community healthcare for patients with Parkinson's disease: the dutch model. Parkinsons Dis, 2012. 2012: p. 543426.

100. Munneke, M., et al., Efficacy of community-based physiotherapy networks for patients with Parkinson's disease: a cluster-randomised trial. Lancet Neurol, 2010. 9(1): p. 46-54.

101. Nijkrake, M.J., et al., The ParkinsonNet concept: development, implementation and initial experience. Mov Disord, 2010. 25(7): p. 823-9.

102. Aminoff, M.J., et al., Management of the hospitalized patient with Parkinson's disease: current state of the field and need for guidelines. Parkinsonism Relat Disord, 2011. 17(3): p. 139-45.

103. Gerlach, O.H., et al., Deterioration of Parkinson's disease during hospitalization: survey of 684 patients. BMC Neurol, 2012. 12: p. 13.

104. Gerlach, O.H., V.J. Rouvroije, and W.E. Weber, Parkinson's disease and hospitalization: the need for guidelines. Parkinsonism Relat Disord, 2011. 17(6): p. 498.

105. Chou, K.L., et al., Hospitalization in Parkinson disease: a survey of National Parkinson Foundation Centers. Parkinsonism Relat Disord, 2011. 17(6): p. 440-5.

106. Wexler, A., Mapping Fate: A Memoir of Family, Risk, and Genetic Research1996: University of California Press.

107. Tanner, C.M., et al., Rotenone, paraquat, and Parkinson's disease. Environ Health Perspect, 2011. 119(6): p. 866-72.

108. Goldman, S.M., et al., Occupation and parkinsonism in three movement disorders clinics. Neurology, 2005. 65(9): p. 1430-5.

109. Goldman, S.M., et al., Solvent exposures and Parkinson disease risk in twins. Ann Neurol, 2012. 71(6): p. 776-84.

110.   Hancock, D.B., et al., Pesticide exposure and risk of Parkinson's disease: a family-based case-control study. BMC Neurol, 2008. 8: p. 6.

111.   Dick, F.D., et al., Gene-environment interactions in parkinsonism and Parkinson's disease: the Geoparkinson study. Occup Environ Med, 2007. 64(10): p. 673-80.

112.   Christine, C.W., et al., Safety and tolerability of putaminal AADC gene therapy for Parkinson disease. Neurology, 2009. 73(20): p. 1662-9.

113.   Marks, W.J., Jr., et al., Gene delivery of AAV2-neurturin for Parkinson's disease: a double-blind, randomised, controlled trial. Lancet Neurol, 2010. 9(12): p. 1164-72.

114.   LeWitt, P.A., et al., AAV2-GAD gene therapy for advanced Parkinson's disease: a double-blind, sham-surgery controlled, randomised trial. Lancet Neurol, 2011. 10(4): p. 309-19.

115.   Kaplitt, M.G., et al., Safety and tolerability of gene therapy with an adeno-associated virus (AAV) borne GAD gene for Parkinson's disease: an open label, phase I trial. Lancet, 2007. 369(9579): p. 2097-105.

116.   Feigin, A., et al., Modulation of metabolic brain networks after subthalamic gene therapy for Parkinson's disease. Proc Natl Acad Sci U S A, 2007. 104(49): p. 19559-64.

117.   Mitka, M., Experimental RNA therapy shows promise against Ebola virus in monkey studies. JAMA, 2010. 304(1): p. 31.

118.   Geisbert, T.W., et al., Postexposure protection of non-human primates against a lethal Ebola virus challenge with RNA interference: a proof-of-concept study. Lancet, 2010. 375(9729): p. 1896-905.

119.   Feldmann, H., Are we any closer to combating Ebola infections? Lancet, 2010. 375(9729): p. 1850-2.

120.   Kravitz, A.V., et al., Regulation of parkinsonian motor behaviours by optogenetic control of basal ganglia circuitry. Nature, 2010. 466(7306): p. 622-6.

121.   Bass, C.E., et al., Optogenetic control of striatal dopamine release in rats. J Neurochem, 2010. 114(5): p. 1344-52.

* * *

マイケル・S・オークン医師はパーキンソン病治療の世界的専門家で、刊行物によって世界でこの疾患と生きる人々を力づけるための声を伝えている。彼は、現在、フロリダ大学運動障害疾患・神経再生センターの教授、管理ディレクターおよび共同ディレクターである。神経変性疾患トランスレーショナルリサーチセンター、マクナイト脳研究所、フロリダ医科大学にも所属している。当センターは、キャンパスの多様な区域から 45 人以上の治療、アウトリーチ、教育、研究に熱心な学際的な教職員が特徴である。すべての専門家は 1 カ所に集まり、パーキンソン病患者のためにより良い経験を与えるモデルを提供する。オークン医師はパーキンソン病のための学際的なケア概念に専用し、2006 年からは全米パーキンソン財団の全米医学ディレクターとして就任し、パーキンソン病、ジストニア、トゥレット症候群と他の運動障害疾患の治療と研究のための最高の環境を促進するために 40 以上の NPF 中核研究センターとともに働いている。オークン医師はパーキンソン病研究のために全米パーキンソン財団、アメリカ国立衛生研究所、パーキンソン同盟、マイケル・J・フォックス財団から研究費を受けている。そして、現在、オンライン「専門医に聞こう」国際的フォーラムを全米パーキンソン財団のホームページで運営している。フォーラムは、南極を除くすべての大陸から質問に答え、最近 3 年だけで 10,000 以上の投稿がある無料サービスである。

オークン医師は、運動障害疾患で苦しんでいる人々のために、彼の経歴の多くを治療センター開発に捧げた。彼は非運動基底核脳機能を調査する多数の研究経歴をもち、深部脳刺激法（DBS）の認知、行動、気分の効果の探索的研究に関与した。オークン博士は神経内科のアデレード・ラックナー・プロフェッサーシップを持ち、300 以上の査読論文と章、詩（ベッドサイドからの教訓（1995））を発表している。JAMA 誌、ニューイングランド・ジャーナル・オヴ・メディシン誌を含

む25誌以上の主要医学専門誌の査読をした。世界中パーキンソン病と運動障害疾患についての招待講演を行っている。彼の公表された仕事は、ニューイングランド・ジャーナル・オヴ・メディシン誌を含む多くの言語のソースでみられ、全米パーキンソン財団のフォーラムおよびブログでみられる。世界中からの訪問者が、最新のパーキンソンの治療に関する彼の意見を聞くためにフロリダ州・ゲインズビルに訪れる。そして、彼は国際的演者として人気が高い。彼は、「ベッドサイドからの教訓(1995)」や「専門家に尋ねよう」を含む多くの人気のあるパーキンソン病に関する本を書いた。

もしこの本の内容や改善点についてあれば、オークン医師に直接メールをおくることができます
（okun@neurology.ufl.edu）。

オークン医師による3つのパーキンソン病のブログでも有益な情報が得られます。http://www.Parkinsonsecrets.com
http://mdc.mbi.ufl.edu/category/treatment/parkinsons-treatment-tips
http://www.parkinson.org/Patients/Patients---On-The-Blog.aspx

＃＃＃